Integrated Endoscopy

Foundation of Digestive Tract Endoscopy

整合内镜学

——消化内镜基础

主编　韩玉山　王东旭　刘令仪

天津出版传媒集团

天津科技翻译出版有限公司

图书在版编目(CIP)数据

整合内镜学:消化内镜基础/韩玉山,王东旭,刘令仪主编. —天津:天津科技翻译出版有限公司,2014.1
ISBN 978-7-5433-3320-8

Ⅰ.①整… Ⅱ.①韩…②王…③刘… Ⅲ.①消化系统疾病—内窥镜检 Ⅳ.①R570.4

中国版本图书馆 CIP 数据核字(2013)第 257737 号

出　　版:天津科技翻译出版有限公司
出 版 人:刘 庆
地　　址:天津市南开区白堤路 244 号
邮政编码:300192
电　　话:(022)87894896
传　　真:(022)87895650
网　　址:www.tsttpc.com
印　　刷:天津市蓟县宏图印务有限公司
发　　行:全国新华书店
版本记录:787×1092　16 开本　12.75 印张　12 页彩插　230 千字　配图 178 幅
　　　　2014 年 1 月第 1 版　2014 年 1 月第 1 次印刷
　　　　定价:58.00 元

(如发现印装问题,可与出版社调换)

编者名单

主　编

韩玉山(天津市人民医院　主任医师)

王东旭(中国人民解放军第二五四医院　主任医师)

刘令仪(天津市人民医院　主任医师)

编　者

刘艳迪(天津市人民医院　主任医师)

张姝翌(天津市人民医院　博士)

李幕然(天津市人民医院　博士)

张丽红(天津市塘沽中医院　硕士)

文　君(天津市第二人民医院　硕士)

李　伟(中国人民解放军第二五四医院　副主任医师)

沈友辉(天津市泰达医院　硕士)

苏　玲(中国人民解放军第二五四医院　主管技师)

田　戬(中国人民解放军第二五四医院　主治医师)

张　靖(中国人民解放军第二五四医院　博士)

张素娟(中国人民解放军第二五四医院　硕士)

序　一

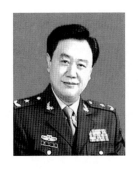

　　我学习内镜,那是35年前的事情。这35年来,我一直在做,当然就一直在记,一直在想。

　　35年前的那个开端,为何能历久弥新,那是缘于成就感。记得当年老师放手,让我单飞做第一例胃镜时,尽管一上午只让做了一例,但午餐时我高兴得多吃了一碗饭,还特意加了一个荤菜。以后越做越多,本事越来越大,成就感也越来越明显。现在有好多消化内镜医生居然把外科的大手术也给微创做了。

　　35年中的那些经历,为何会记忆犹新。那是因为个中经历并不风平浪静。我们曾遇到术中的心脏骤停、呼吸骤停、脏器穿孔……患者闹得不亦乐乎。以后越做越多,胆子却越来越小,负疚感也就越来越明显。现在有好多消化内镜医生竟然连当年轻而易举的操作也不敢做了。

　　35年后的未来日子,为何要推陈出新。35年中我们确诊的那些病例,食管癌、胃癌、肠癌……绝大多数都因医学水平有限而不治身亡。诊而不明、诊而不治,我们对多少患者还只是望而兴叹。似乎我们完成的病例越多,反觉本事越来越小,使命感也就越来越凸显。现在很多消化内镜医生毅然把患者推向了外科医生的手术室。

　　如何保持我们那历久弥新的成就感,避免我们那记忆犹新的负疚感,发扬我们那推陈出新的使命感呢。我们需要的是一部整合内镜学。

　　浏览玉山、东旭等主编的这本《整合内镜学——消化内镜基础》,甚感欣慰! 我国的消化内镜学科经过几代人的不懈努力,正跻身于世界先进国家水平。值此之际,这部将消化内镜基本理论、基本知识、基本技术,包括人文关怀相互整合的书籍问世,其最重要的意义正像该书编后语中的点睛之笔,那就是告之读者任何学科都不是孤立的。人是一个整体,我们要在整合医学(holistic integrated medicine)理念指导下完成其诊治过程。从事内镜工作的人不仅要具备本学科的理论知识,还要和多学科的人员精心协作。我们完成的操作不仅局限在一个器官,而是在为人体全身诊病。我们要做的是医生,而不是医匠。

特别是书中提出消化内镜人性化的理念，这不仅是消化内镜专业所要遵循的，也是我们人类医学的崇高境界、目标和追求。书中提倡"人性化"就是要倡导技术和人的关系协调，让技术的发展围绕人的需求来展开。本书虽非关于"个性化"理论的专著，但却是一本透着人性化浓香的专业书籍，这也正是它的独到之处！故此，我很乐意推荐此书以飨读者，希望广大读者去学习、去感悟、去升华，在完成各项内镜技术操作中去努力实现人性化的服务！当然，专此一书还难以达到整合内镜学的境界，不过只要迈出了一步，就近了一步。不要认为自己还是小人物，大人物就是这样"练"出来的。东旭、玉山及其同事们，加油！

中国工程院副院长
西京消化病医院院长
中华医学会消化学会主任委员

2013 年 5 月

序 二

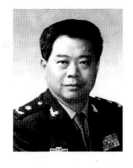

　　消化内镜的问世和不断创新无疑给人类带来福祉，自 20 世纪 50 年代应用于我国临床，目前已经成为消化系统疾病的重要诊疗手段。消化内镜技术的发展和应用使得消化系统疾病的诊断和治疗发生了划时代的改变。

　　当今我国消化内镜飞速发展，消化内镜的诊治新技术不断涌现，全面开展消化系统疾病内镜诊治的研究机构单位已经出现，系统地论述消化系统疾病的内镜诊治专著也已陆续问世，从事消化内镜的医务人员队伍在不断壮大。总之，经过几代人的不懈努力，我国和先进国家的差距逐渐缩小，消化内镜诊治技术的全新时代已经到来！

　　千里之行，始于足下。随着消化内镜高端诊治技术的不断创新，我们在推广普及应用的同时，也不可忽视消化内镜的基础理论、基本技术、基本知识的普及教育。广大的初学者急需严格的学习和培训，内镜诊治高手重温这些基础也未尝是多余之举，只有牢固科学基础才能高屋建瓴。

　　韩玉山、王东旭教授从事消化内镜诊治及内镜教学多年，拥有较丰富的内镜临床经验和教学体会。我有幸先浏览全书，感觉此书深入浅出、图文并茂，既有内镜基本理论和基本技术的详尽阐述，也有对当今一些高端技术领域的引领介绍；既有对广大初学者的规范要求，也有一些内镜基本操作的经验之谈。因此该书对于内镜工作者既是桥梁之作，也是重要参考工具之书。我非常愿意将此书推荐给广大消化内镜领域同仁，愿它给我们带来欣喜，放出光彩！

国家重点学科——长海医院消化内科主任
全军消化内科研究所所长
中华医学会消化内镜学会主任委员

2013 年 2 月

前　言

　　随着消化内镜近年的迅速发展，内镜诊治技术已成为消化疾病的最主要诊断治疗方法和手段。消化内镜可观察的范围已经从胃肠腔内扩展到腔壁各层甚至腔外邻近器官，观察的病变从胃肠黏膜表面形态深入到腺管开口、血管形态甚至直接观察细胞微观形态。内镜治疗已从无孔不入的时代进入到了无孔也入的新时代。由于消化内镜的迅速发展对内镜人员的规范化培训也越来越严格，素质要求也越来越高。然而许多年轻初学者仍然被许多基本知识、基本理论及基本技术所困扰，他们急需要实用性和针对性强的培训参考书作为工作指南。我们参阅国内外大量文献并结合自身多年内镜临床实践体会，编写了这本针对广大初学者的基础培训参考书，希望对内镜入门者或需要夯实基础的临床内镜实践者有所裨益。

　　樊代明院士最近提出的整合医学理念给了我们很大的启发，本书在详述内镜相关理论的同时，也强调了内镜实践中应整合多学科知识，具备人文关怀精神，关注患者整体利益。相信这些整合医学的基本理念，也会对具备一些内镜基础的同道有所启发。基于此，我们将本书命名为《整合内镜学——消化内镜基础》。

　　本书共分为八章四十七节，着重对消化内镜的基本理念、基础知识、基本技术，尤其是相关实用技巧、临床整体观念、相关学科知识进行了较为详尽的介绍。但对一些最新的较为高级的诊治技术如POME、ESD等只是做了简要介绍，对此读者可参阅相关专著。本书以叙事式口吻、图文并茂的方式对所述内容进行详解，希望有助于读者掌握消化内镜诊治基础，提高诊治水平，更好地服务于患者。

　　一般人会认为用手做内镜，而我们则认为实际在心，所谓眼到手到，实则心到才能手到。希望读过此书的同道在内镜实践中能用心做内镜，从整体上考虑患者需求，顾及患者心理感受，追求患者利益的最大化。但由于我们水平有限，时间仓促，书中疏漏在所难免，希望广大读者给予谅解和斧正。

韩玉山　王东旭

2013 年 2 月

目　录

第一章

消化内镜工作的人员和设施

随着现代医学的发展,消化内镜的诊断和治疗水平不断提高,消化内镜已成为某些消化道疾病不可缺少的诊治手段,并已成为一个精密的、科技含量较高的、前景广阔的医学分支。随着消化内镜诊治技术的不断发展, 迫切需要经过严密科学培训的医、护、技人员的队伍不断壮大,以及与之相适应的设备和设施的不断更新与完善。

从事内镜工作的医务人员仅仅重视操作技巧是不够的,还必须熟悉和善于应用各种设备和设施的操作,以确保诊治过程的有效安全。而设备、设施的熟悉和应用是需要经过严格的技术培训,并在医疗实践中不断地得以完善。内镜诊治是一项团队工作,需要医、护、药、技、设备维护、后勤等各部门的支持和配合,需要各个不同专业人员的通力合作才能完成。此外,优雅的环境,完美的设备,崇高的医德,精湛的专业技术,良好的医患沟通,才能确保患者利益最大化,医疗效果最佳化。

第一节　人　员

一个完备的内镜诊疗中心是由不同级别和年资的消化内科医师, 或是专职内镜医师、专业护士、专业维护技师、麻醉科医师以及其他辅助人员共同组成的。只有大家各司其职,通力合作,才能使各项工作安全顺利地完成。

内镜诊疗中心在科主任的统一领导下, 不同级别医师完成不同医疗难度的诊治工作,或熟练掌握具有特殊技术需求的专项内镜诊治工作。内镜护士要在内镜医师的指导下,帮助患者进行精神和身体上的各种准备,安装所需的仪器设备,协助内镜医师完成各种诊治工作,密切关注患者的安全状况、麻醉后状态及恢复状况,参与危重患者的抢救、复苏、质量控制等各项工作。有关各工作人员的职责将在后面详细介绍。

第二节　设　施

一个现代化的内镜诊疗中心针对不同的功能有着不同的分区。从患者的角度考虑,内镜诊疗中心应该包括登记室(前台)、候诊室、准备室(中心工作站)、患者更衣室、工作人员更衣室、操作室、清洗消毒室、复苏室、中心打印室、储存室、教学研讨室、主任及医护办公室、洗浴卫生间等附加设施。各种功能区的基本要求是:

(1) 环境安静,整洁有序,通风良好,温度适宜;

(2) 方便患者,路径单一简捷,工作程序顺畅,安全方便;

(3) 房间宽敞,设备齐全,设置合理,利于操作、维修、保管,利于洁污分离,利于主附设施分开;

(4) 利于危重患者的抢救、复苏,利于意外事件的处理;

(5) 具备完善的计算机及监控体系及三路实时传播系统,便于资料的查阅、积累、保存、总结、教学、交流;

(6) 具有先进的教学培训设施(内镜诊疗中心的大小、设置因各医院的级别及侧重点不同而各有差异,但以上的原则是必须遵守的)。

一、操作室布置要求

操作室是整个内镜诊疗中心的核心部分,要安静有序,设备齐全,安置合理,室内通风,温度适宜(15℃~25℃)。房间足够大,可容纳所有必需的仪器和人员(包括各项急救团队)。房门足够宽大,以便于各种检查治疗设备及患者运输工具的畅通无阻。医生及护士的活动区域应分开,以利于操作及相互配合,不能互相干扰。每个操作室至少应有性能完备的检查床,视频,监视系统,监护设备,各种内镜的辅助设施及设备, 紧急呼叫系统及排气系统,供氧管道,完备的供电及应急系统;有上下水道、清洗水槽及医疗垃圾处理等设施。为了仪器及各种系统的正常运行, 必须对操作室进行常规的维护、清洁、消毒管理,保持温度恒定(15℃~25℃)、光线充足、通风良好(图 1-2-1,图 1-2-2)。

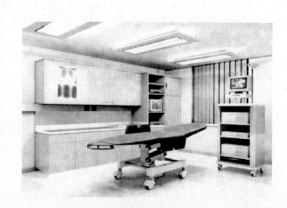

图1-2-1　操作室

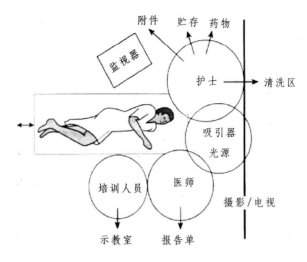

图1-2-2　操作室布局

二、患者的服务处置区

(1)登记室(前台)(图 1-2-3)：这里是预约、安排患者诊疗的场所,并在此发放检查报告。

(2)候诊室(区)：这里是患者及家属等待及暂时休息的区域。

(3)准备室(图 1-2-4)：在这里进行术前诊查,确认适应证,排除禁忌证,签署知情同意书,更衣,建立静脉通路等。

(4)恢复(复苏)室(图 1-2-5)：诊断治疗后患者需在此接受暂时观察或是麻醉患者在这里复苏。应与准备室分开,以免人员出入交叉干扰,但应该便于护士观察。另外,可设置一私密房间,便于与患者家属进行病情沟通及协商。

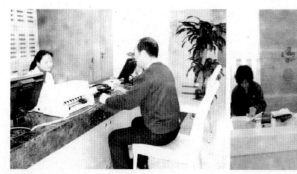
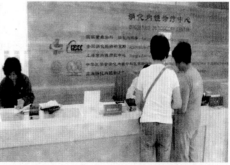

图1-2-3　前台

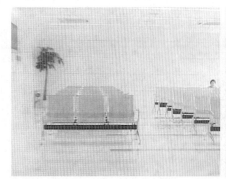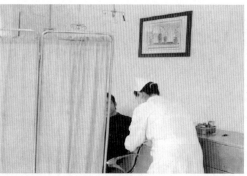

图1-2-4　准备室

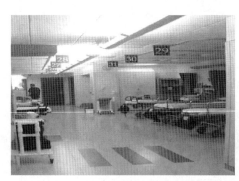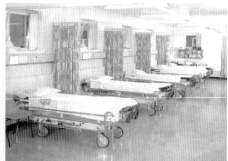

图1-2-5　复苏室

三、内镜辅助区域

内镜诊疗中心应该有许多辅助区域,严禁患者及家属进入,其中包括:

(1)中心工作站:中心工作站如同一艘船的驾驶台,它是护士可以掌控整个操作区域的地方。

(2)器械清洗消毒室(图1-2-6):专供内镜及附件的清洗消毒。

(3)内镜储存室及其他仪器设备储存室(图1-2-7):储存室应符合干燥、通风、恒温等要求。

(4)急救车及药品存放区(图1-2-8):急救设备及药品处于良好功能状态,以备急需之用。

(5)打印室:打印各种报告。

(6)此外,还有教学研讨室(图1-2-9)及医务人员休息室。

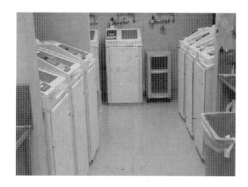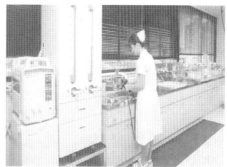

图1-2-6 清洗消毒室

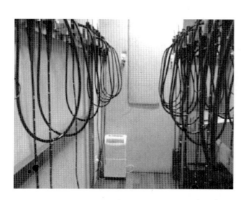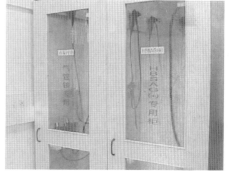

图1-2-7 储存室

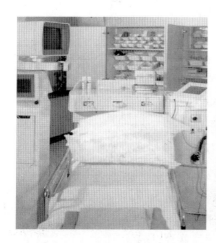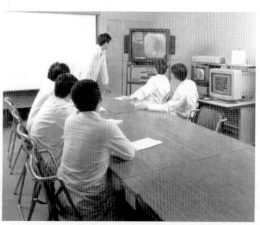

图1-2-8 急救车及药品存放区　　　　图1-2-9 教学研讨室

四、管理职能

(1)内镜诊疗中心是一个复杂的机构,需要有效的领导和管理。这项工作是一个团队性的工作,需要多方面的配合,因此必须分工合作,各司其职。为了井然有序、高效能地完成诊治、医疗、科研、教学任务,就必须制定严格的内镜诊疗中心规章制度,以保证各项工作有章可循,保证内镜诊疗中心的正常运转。与此同时,要制定各个岗位的职责,以规范个人的行为和职能。比如:内镜诊疗中心主任职责,内镜医师职责,内镜护士职责,内镜技师职责,工勤人员职责等。只有中心的各级人员规范运作,各尽其能,才能保证内镜诊疗中心的各项任务的完成。

(2)内镜诊疗中心的各级人员均应精通仪器设备的性能及操作,均应熟练掌握各自级别的诊治技术和应变能力,精益求精,精诚合作,每个人都要懂得团队合作的重要性。内镜诊疗中心应该与医院内多部门、多科室有着良好的合作关系,如各个医疗科室——放射科、病理科、麻醉科、重症科、生物工程科、药剂科等。甚至与设备厂商及经销商应该有着紧密联系,以便提高内镜诊疗中心的工作效率及确保各项诊疗工作的顺利开展。

(3)更为重要的是,医护工作人员要发扬人道主义、救死扶伤的精神,尊重患者及家属,善于与他们进行沟通交流,体贴关怀,竭诚为患者服务。通过沟通让患者消除紧张;核查诊治前的各项准备工作是否完备,指导患者如何配合各项医疗诊治工作以及诊治工作后的各种注意事项,总之应使患者感到轻松、舒适、安全。语言不要粗暴,禁止训斥患者,要意识到患者虽然在检查时无法言语,但可听到工作人员的谈话,因此一定要注意工作中语言的保护性,更不能在工作时谈论与工作不相关的事情。总之要处处为患者着想,比如在患者的处置场所的适当部位张贴各种宣传材料,甚至播放一些适当的背景音乐,这些都是可行的。

(4)在管理中应强调的是,每个内镜诊疗中心均应有自己的宣传手册,并应及时更新,其中应包括内镜检查的相关介绍和患者诊治须知,以及相关诊治流程,在医学临床中可以开展各种内镜诊治的新方法的介绍等。这些不仅可以宣传我们自己,也可指导患者,能起到直面沟通达不到的作用。

(5)医师报告包括图像资料和文字资料,所取图像应清晰,尤其对病变部位的显示,应有明确的部位,以确立病变和整个器官的关系,对局部病变更应显示清晰,对于病变治疗前后应有对比图像,对切下的病变标本应留下影像后放置在标本瓶中固定送验。文字材料应语句通顺,用医学术语描述诊断,按当前医学指南规范书写,不可臆造,且诊断应全面完整,不可遗漏。如取病理,取材应明确部位及数量(病理申请单应按病理科要求认真填写),对医疗建议应明确。更重要的是医师报告要真实可靠,不能出假报告,对不能写出确切报告者,应和相关科室医生沟通并在请示上级医师后再写出最终报告。麻醉医师的术前及术中的麻醉过程及复苏过程应全面完整记录。至于极少发生的重症的抢救及护理均应有详细的记录材料,以备查询。

(6)知情同意书(图 1-2-10)。这是在进行内镜诊治前患者必须填写的文件,患者或者其授权委托人必须清楚了解其中所有的内容后在文件上签字,并填写日期(授权委托人必须有授权委托书)。该同意书要在内镜诊疗中心入档保存(至少两年)。

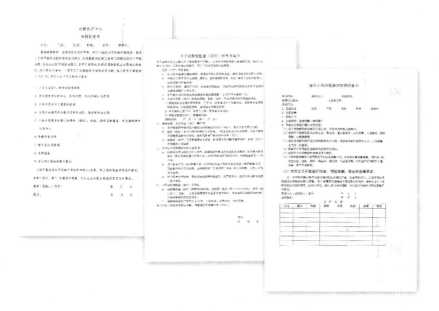

图1-2-10 知情同意书

(7)教育资料及培训设备。内镜诊疗中心应为所有人员(其中包括患者、医护及相关工作人员)提供教育资料,例如:相关书籍、资料,以及知名团体创办的刊物等。目前越来越多的资料可在医学网站查到,因此通过网络途径也可以获取教育资料。还有些杂志社出版很多教育类光盘也可以利用。内镜诊疗中心也可以将其储存。患者如能预先了解这些相关资料,将会更好地配合医疗服务。医护人员在医学实践中需要不断丰富自己,以上这些教育资源可随时为医生、护士以及相关工作人员提供有用信息,为医、教、研工作提供帮助,作为一个培训机构更会受益多多。近年来开发的计算机模拟器更是一个有用的培训工具,在培训机构中已经成为必不可少的资源。

参考文献

1.American Gastroenterological Association. The American Gastroenterological Association standards for office-based gastrointestinal endoscopy services. Gastroenterology. 2001 ,121(2): 440–443.

2.American Society for Gastrointestinal Endoscopy. Establishment of gastrointestinal endoscopy areas. Gastrointest Endosc. 1999, 50(6):910–912.

3.Blades EW, Chak A,eds. Upper Gastro Gastrointestinal Endoscopy. Gastrointestinal Endoscopy Clinics of North America, Vol.4(3)(series ed. Sivak MD). Philadelphia: WB Saunders, 1994.

4.李兆申主编.消化内镜的质量控制.上海:上海科学技术出版社,2009:8.

5.赵秀珍.胃镜室预防医院感染的控制措施.中华医院感染学杂志,2010, 14:2063.

第二章

仪器设备

第一节 简 史

用于消化道疾病检查的仪器设施发展到今天,经历了不同的阶段。年长一些的医生或许还记得那些硬质金属食管镜和直肠乙状结肠镜以及所谓的半屈内镜,尽管它们在光源方面得到不断改进,但仍然存在许多问题,如视野相当小,而且观察范围有限,患者痛苦较大,并发症多,且不能取得完好的病理标本,因此它们在消化道疾病的诊断中所起到的作用是极其有限的。尽管如此,这些金属型陈旧检查工具毕竟是我们今天各种先进电子内镜的先驱和基础。

一、纤维光学内镜

日本学者为明确胃癌的诊断,开发研制胃内相机,使视野问题得到了较大的改进。1957年美国人Hirschowitz根据光导纤维通过光的全反射的特性,利用其可以导光,集束成像的原理,再加上光源的不断改进,冷光源的问世,使透镜光学的硬式内镜跃进到可屈式的纤维光学内镜,这是一个划时代的进步,引起了世界范围内的重视,人们纷纷效仿。这种真正的软式内镜首先在美国,然后在日本得到了很大的发展,并在20世纪60年代中期开始进入到临床实践。随着视野的不断优化,可控性不断加强,活检技术的发展以及相应的辅件的不断更新,其在消化道疾病的诊治中的作用日益增强。这个最初不为学术界所接受的医疗工具而逐渐地成为一门专项的学科,并且越来越优化和发展壮大。随着各种内镜的研制尤其是在治疗学中的突破和发展,使得内镜进入整个消化系统疾病诊治的主流。

二、电子内镜

随着视频技术的发展,20世纪80年代内镜再次发生重大技术突破。1983年美国Welch Allyn公司首先研制出电子内镜应用于临床。电荷耦合器件(charge coupled device, CCD)摄像系统取代纤维传导系统,步入了一个新时代。其图像光亮清晰,且经久耐用,不易损坏。视频设备使得数字影像快捷、方便、清晰地展现在操作者及所有人的面前,包括实习生(不需要个人长期凝视狭小的视野),图像可多人观察,并可动态记录、储存、传输。总之,这种和电脑技术有机的结合使内镜的诊疗功能和诊治水平得到了极大的提高。

三、特殊功能内镜

内镜技术与其他科学领域的各种技术及设备的结合,创造出许多新的神奇的诊治工具,如放大内镜,染色内镜,超声内镜(二维、三维),荧光内镜,窄谱内镜,共聚焦内镜,核磁共振内镜,胶囊内镜等。通过与各种应用技术的结合(如分子生物学技术,测压技术,肌电,NO测定等)和各种诊疗附件的研发应用,尤其是和各学科的共同合作,使得内镜医生可以更多解决多学科的诊治工作,尤其消化道功能的测定对于疾病诊治更是功不可没。计算机模拟技术将会极大地提高诊疗效果和改变教学方式,综合的内镜诊治技术将会给患者带来极大的益处。

第二节　内镜构造

尽管现在内镜在种类、大小及应用上各有千秋,然而它们还是有共性的。它们都是由光学系统和机械系统组成。前者包括导像及导光系统;后者包括弯曲及调控系统、注水注气系统、吸引活检系统,以及由金属软管和塑料制成的外壳保护等。内镜的总体结构由目镜部(纤维内镜)、导光插头部、操作部、插入管、导光软管和先端部组成。通过一个螺旋状的导线连着内镜冷光源及图像处理器(电子内镜),图像通过光导纤维束或者电荷耦合器件(CCD)进行转换。由于目前纤维内镜已少有使用,因此,本节内镜构造将以电子内镜作为重点予以详细介绍,对纤维内镜成像原理只做简要概述。

一、纤维内镜

纤维内镜是通过玻璃纤维组成的导光束和导像束完成冷光照明和图像传播的。光线就是通过选择折射率高于空气的燧石玻璃制成十几微米的玻璃丝传导的，利用全反射(入射角大于入射临界角)原理,传递着每一个光点,而由数以千万计的这样的玻璃丝组成的导光束及导像束便能将冷光导入和镜端所视的图像导入目镜部。只有每一光点图像不发生光泄漏才能保证图像的真实性,因此为做到光绝缘,在核心纤维外面涂上折射率低的冕玻璃组成的涂层, 由这些可以任意弯曲的纤维组成的束就可以通过不断的全反射而完成光的输导。但涂层及纤维之间的空间总可形成一个聚焦的暗区,所以光纤束传递出的图像尽管很好,却永远不能与透镜系统媲美, 而且这些纤维的寿命终会因疲劳弯曲而折断,折断后便在图像中留下斑点,当斑点过多时就会影响内镜图像的显示及光照亮度(图2-2-1,图2-2-2)。

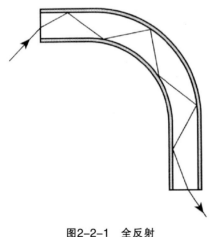

图2-2-1 全反射

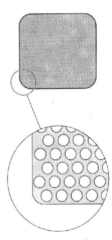

图2-2-2 光纤束

二、电子内镜

(一)光学系统

电子内镜的构造除成像系统外其余各部分与纤维内镜相似。纤维内镜以光导纤维(像束)传递图像,操作者通过目镜观察或是接在目镜之上的电视图像转接口,把图像输送到监视器屏幕来观察,但图像质量很差。而电子内镜是通过内镜前端装有的一微型CCD图像传感器(电荷耦合器),相当于一个微型电子摄像机。CCD取代了纤维内镜的传像束来传递图像。CCD是一个固态的图像传感器,包括光敏部分、转换部分和输出电路部分,由多个小型集成电路块组成,仅1W的亮度即可获得十分清晰的图像,坚固耐用。入射的光量子转换成电荷载流子(光电转换)并经过积分储存收集在阵列贮存单元中,完成图像光信息变成分布电荷信息的转换,后者再经过视频系统处理器转换成视频信号,输送到监视器上,一个完整真实的图像就会显现。CCD芯片中的像素只对亮暗程度有反应,而颜色的显示有两种。彩色CCD是通过一系列的色影滤光器后排列出自己的像素。相反,黑白CCD(连续系统CCD)采用的是旋转滤光器,可使所有的像素均能被照亮。这种芯片更小,分辨率更高但价格更加昂贵。通过显示器观看图像可以避免操作者长期低头观察目镜中的视野所造成的视觉疲劳及内镜颈,且可使医师的脸部远离活检及吸引通道,避免喷溅污染。副屏利于其他人员(包括患者)观察视频,助手们更可专注于施术过程。图像冻结装置可使图像观察更仔细,诊断更正确。导光束和纤维内镜相同,这里不再累述(图2-2-3,图2-2-4)。

(二)机械传动系统

内镜的先端部(大约10cm)是可以弯曲的,通常可180°弯曲和旋转。它是通过内镜外层保护套之下,连接操作部上下左右旋钮的传动轴和内镜末端的牵引钢丝来调控的。其中包含有摩擦制动系统,所以头端能够实时性地调节至或固定在任何需要的角度。由于传动轴的扭转力是稳定的,可以传导至头端(传动轴相对平直时),故可使头端顺畅地自由旋转。机械成角的控制装置将来会被电子设施所取代。

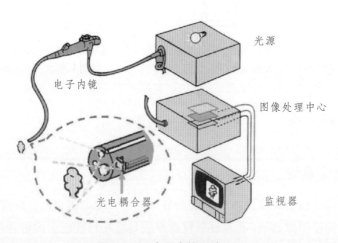

图2-2-3　电子内镜系统

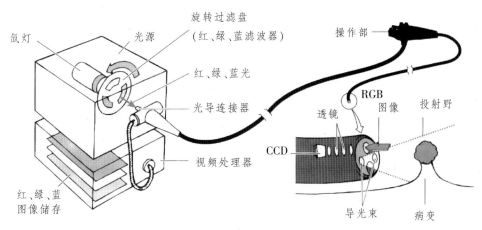

图2-2-4　CCD和滤光片

(三)内镜通道和阀门

内镜诊治功能的实现是通过其内部精密结构辅助完成的,其中通道与阀门起着非常重要的作用。操作部上部有两个通道口:一是操作通道,同时也是气水吸引通道,与吸引器相通;另一个是气水供给通道,与水瓶和气泵相通。根据内镜使用的目的的不同,从新生儿检查到治疗内镜,通道的直径从1mm到5mm不等,通常是3mm。其中某些内镜尤其是侧视镜通道顶端包括有抬钳器,它可以控制手术钳或其他附件方向,是由拇指来控制的。操作通道同样可以用来吸引分泌物,外部的吸引泵是通过一根胶管连接到和光源接通的导光插头部。按下吸引钮便可通过内镜的操作通道来吸引。当轻轻触按住气水供给通道阀门时,便可通过内镜通道注气,使胃肠腔扩张便于诊治。所供气体来源于光源内部的供气泵。当按下同一阀门时,给气系统便压向密封的水瓶将水压到给水通道,通过给水清洗内镜头端的透镜(图2-2-5)。

三、不同功能和用途的内镜

(1)不同的诊治目的需要选择不同的内镜。它们在长度、直径大小、硬度、通道数量、通道直径大小、分辨率精细度、先端结构等方面各有不同。大部分内镜是直视镜,它有一个广角的透镜(可达130°),然而有些情况需要侧视镜,如进行经内镜逆行胰胆管造影时的十二指肠镜。既往的斜视镜和旋转内镜,目前临床上已很少应用。

(2)内镜的直径是根据诊治对象、诊治目的、患者的耐受程度以及诊治所需要的分辨清晰度等因素决定的。常规的内镜直径在8~11 mm之间,内镜越细越便于使

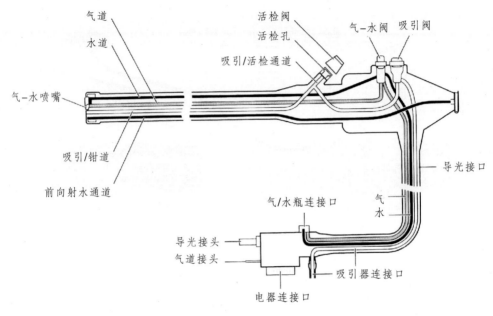

气道
水道
活检阀
活检孔
气-水阀 吸引阀
吸引/活检通道
气-水喷嘴
吸引/钳道
前向射水通道
导光接口
气/水瓶连接口
气
水
导光接头
气道接头
吸引器连接口
电器连接口

图2-2-5 通道与阀门

用,患者越能耐受。消化道狭窄患者或者是小儿、老年患者使用更加安全方便。现在已生产出可以从鼻腔插入的鼻胃镜,但其耐用性、图像质量、可操作性以及在病理检查及治疗的功能上有所欠缺。而直径越粗的内镜功能越全,耐受性就越差,肠镜的直径可合理增至15mm。活检孔道直径也是根据内镜的功能来决定的,如治疗用的内镜活检孔道直径就大于普通内镜,而专门用来清洗吸引的内镜其孔道直径就会更大。

(3)内镜的长度同样由诊治的目的、功能来决定,如内镜可有短型、中型、中长型和长型。

(4)由于诊治的需要还可选择一些特殊类型的内镜,如双管道内镜、大钳道镜、超短型内镜、硬度可变型内镜、小儿内镜、放大内镜、超声内镜、内镜窄带成像(narrow band imaging ,NBI)、共聚焦内镜、核磁共振内镜、荧光内镜、红外线内镜、胶囊内镜、CT仿真内镜(CTC),以及正在开发及研制的示踪、爬行内镜等。但不管有何特殊用途,消化内镜按部位分为食管镜、胃镜、十二指肠镜、胆(胰)管镜、小肠镜、大肠镜(包括乙状结肠镜)和肛肠镜。

(5)顺便提及的是,由于生产商制造的内镜互相不能通用,在使用性能上各有不同,且内镜是一种精密的仪器,有些损坏是不可避免的。因此除了内镜性能、价格外,外表良好,便于保养和维护,售后服务的质量也是我们选择生产商或者供应商的准则。

第三节 内镜附件

消化内镜完成消化道疾病的诊治除必须有主机外,还需要配备冷光源、水瓶、吸引器及诊治用的辅助配件。

一、冷光源、水瓶、吸引器

(一)冷光源

能够提供冷光照明且能自动为内镜送气、送水的光源统称为冷光源。冷光即是对光线照射物体几乎没有热效应的光线。它是通过在各种光源灯泡后面的涂有冷光膜(罩的表面交替镀有20~30层硫化锌和氟化镁的膜层)的球面反光罩来吸收照明光线产生热量的红外线,再加上风扇强制冷处理而形成的,冷光又白又亮,增加了照明效应。

传统的光源灯泡有溴钨灯、短弧氙灯、水银灯等。20世纪90年代研制的多功能氙气光源,其照明度极佳,图像明亮,且能接受来自视频处理器的电气反馈,可高速控制观察过程中的亮度变化。冷光源中的电磁气泵即为送水送电的动力装置,通过内镜上的气水按钮即可控制泵出的水气的量。

目前CLV-145、XL-4400、EPK-i是常用的氙气光源(图2-3-1)。

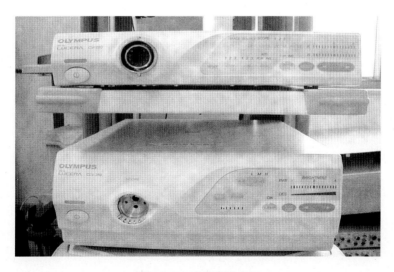

图2-3-1 冷光源及主机

(二)水瓶

挂在冷光源左侧的密封塑料瓶。瓶盖上端通过导管与内镜导光插头供水插口连接,冷光源的电磁气泵的气压可将瓶内的蒸馏水或生理盐水压入内镜先端部,用以冲洗物镜镜面,保持观察清晰(图2-3-2)。

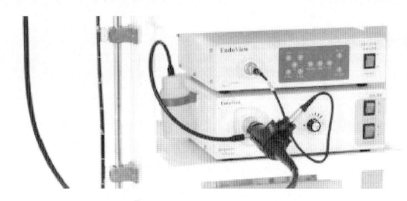

图2-3-2 水瓶

(三)吸引器

吸引器是安有负压吸引泵及吸引瓶的装置,主要用来吸取消化道腔内气、水及分泌物。吸引管可与内镜导光插头的吸引插口连接(图2-3-3)。

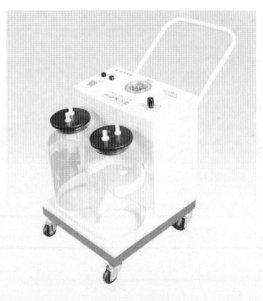

图2-3-3 吸引器

二、诊断用附件

(一)活检钳

用来抓取活检组织以做病理检查。由锋利的钳嘴、钳身(螺纹外壳及牵引丝)、操作环组成。牵引钢丝尾端可与操作环扣接固定,操作环上下移动即可使钳嘴的两翼钳环开闭。根据不同的功能活检钳可分成以下几种类型(图2-3-4):

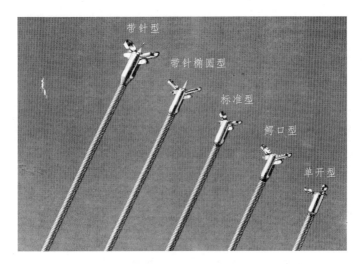

图2-3-4　活检钳

标准型适用黏膜及黏膜下层组织的活检;带针型利于准确咬取标本,多用于肠镜活检;带针椭圆型咬取组织可达黏膜下层,适于深层活检;单开型,多用于扁平及凹陷型病变;鳄口型是为咬取更多组织。

活检钳日常应做好维护保养以保持其开启自如,钳嘴锋利,必要的更换是必需的。活检钳使用的技巧是需要通过医疗实践来提高的。目前由于患者需求的多样化,应逐渐过渡到使用一次性活检钳。

(二)细胞刷

头端部由尼龙毛刷组成,可磨刷病变部位表面的细胞,做成涂片进行细胞学检查,获取标本范围较广,尤其适用于良恶性病变的鉴别诊断。细胞刷可分为标准型(图2-3-5a)及有鞘型(图2-3-5b),后者可以避免毛刷回撤时的组织丢失,从而提高诊断率。

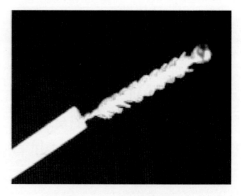

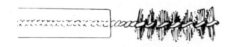

图2-3-5a   标准型细胞刷

图2-3-5b   有鞘型细胞刷

(三)细针吸引器

细针吸引器用于组织取样(针吸活检)(图2-3-6)。

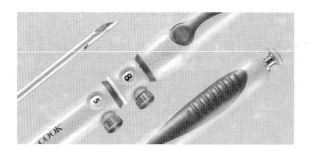

图2-3-6   针吸活检针

(四)染料喷管

染料喷管可喷洒染料于病变组织,突出黏膜细节,利于诊断(图2-3-7)。

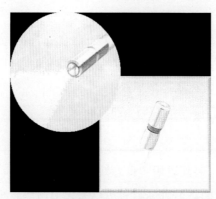

图2-3-7   喷洒管

三、治疗用附件

(一)高频发生器(高频电刀、高频波电灼电源)

1.原理

内镜电外科技术是利用电流通过人体时的热效应来做息肉切除和止血等治疗,从而避免了使心肌纤颤的神经效应。为此必须使用大于300Hz的高频电流才能不管电流强度如何而对心肌无影响,但频率过高,也会因电容作用产生感应电流,仍会对操作医师和患者产生影响。目前内镜治疗应用高频发生器均在500Hz左右。

依据使用目的不同,应选择不同的频率、振幅、波形,一般选用电凝波和电切波,从而避免电灼产生,电灼会产生火花,损伤范围大而深,易引起穿孔。电凝波是间歇减幅正弦波,功率低,仅使蛋白质变性凝固不引起组织汽化,凝固作用大,但时间长,对组织损伤大而深。电切波是连续正弦波,功率高,单位面积电流密度大,局部温度高,故使蛋白质迅速分解坏死,组织易被切开。因时间短,热量向四周传导少,故对组织损伤范围小而浅,凝固作用微弱。有些发生器可发出一定比例的电切电凝混合波(图2-3-8),同时可达到两种作用的目的。

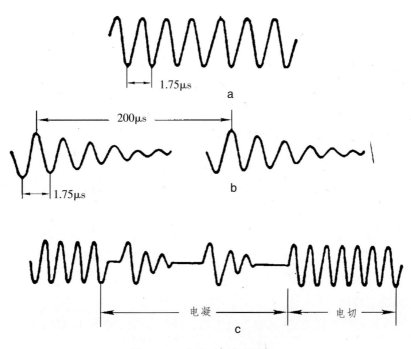

图2-3-8　电流对组织的影响

根据焦耳-楞次定律$Q=kPt$，$P=I^2R$，电流通过组织所产生的热量(Q)与高频发生器的功率(P)成正比，即与电流强度(I)的平方成正比，与电路中电阻(R)大小、通电时间(t)成正比。要得到较高热效率应选择高功率、短时间，因为通电时间长，局部高温会向周围及深层组织传导，引起并发症。输出功率宜在80~300w为佳。为使高温热效应集中在需要作用点上而不伤及人体组织，这与电路中电阻大小相关，而$Rs=P$(组织特定阻抗系数)/S(人体与电极接触截面积)，因此在电凝切治疗中固定在患者身上的电极板应平整，足够大，与体表密切接触，否则会灼伤皮肤而减少治疗局部的热效应影响疗效。

2.构成

(1)选频振荡器：其可将市电转换成500Hz左右的高频电，常用的有电子管振荡器及晶体管振荡器。前者重量重、体积大；后者重量轻、体积小，均可输出特定的电凝波、电切波及混合波。

(2)功率放大器：提高放大输入电功率，且能自由调节，一般功率为80~300w。

(3)反馈和报警讯号电路：遇到电路故障能自动短路报警，并使电流有回路，确保患者安全。

3.选择

高频发生器可根据电流、频率、功率大小，分为各种型号，进口和国产的产品颇多(图2-3-9a，图2-3-9b)。但不管哪种产品，只有确保严格精致的隔离电路，拥有"智能"的电刀、自动报警和断电系统、固定良好宽大的电极，并且轻巧耐用，才是优质高效和安全的。高级电刀可利用初始组织电阻及凝固干燥后的组织电阻来自动调节输出功率而达到"自动切开"的功能。为使内镜治疗安全有效，应尽量选择优质、高效、能自动切开的电刀。

(二)凝切配件

1.圈套器

根据圈套器张开的形态分为椭圆形、半圆形、六角形、椭圆六角形、带刺椭圆形等(图2-3-10)。新月型张开时纵径大于横径与肠道一致，易套取，直径大，用毕可拆洗，故目前多为使用。开放型多用于肠镜息肉电凝切，内镜检查只看见蒂部而不见息肉头部时，将可弯曲120°的单根钢丝插入蒂部，然后弯曲钩持蒂部即能电凝切除，一般可切除4~5cm的较大息肉。

2. 热活检钳

钳身由绝缘套管组成，钳嘴两翼无刃，关闭不合拢，无孔，咬取组织后可电凝切除，适用于直径小于0.5cm无蒂息肉或大块组织活检(图2-3-11)。

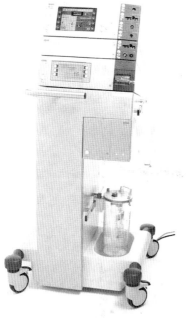

图2-3-9a 海博刀

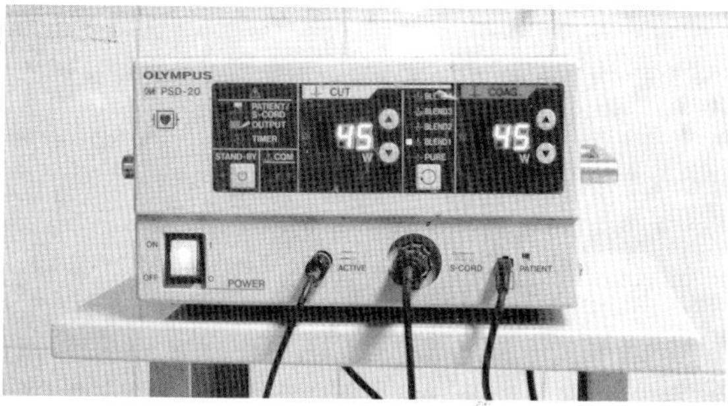

图2-3-9b 高频电刀(见彩图)

六角形

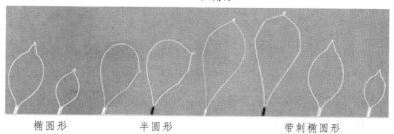

椭圆形　　　　半圆形　　　　带刺椭圆形

图2-3-10 电圈套器

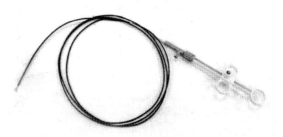

图2-3-11 热活检钳

3. 电凝止血器

用于凝固止血或小息肉灼除,有单极和双极电极之分,因头端形态不同又有球型及吸引型之分。后者金属球部有许多小孔,止血的同时可吸引或注水冲洗,使出血灶暴露清晰便于凝血。双极电凝器电流输出在正负极间无电势差,电流不通过人体,只通过电极与黏膜接触面,且可通过孔道进行冲洗,因作用表浅故使用方便安全(图2-3-12)。

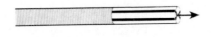

图2-3-12   多极电凝伴注水冲洗

4. 电切刀

根据不同治疗的需要,电切刀有针形刀、弓形刀、钩形刀、FLEX刀、IT刀等,其可应用于黏膜下肿物切除及消化道狭窄及内镜逆行胰胆管造影术(图2-3-13)。

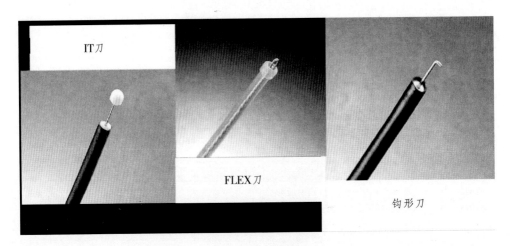

IT刀

FLEX刀

钩形刀

图2-3-13   电切刀

(三)其他附件

1.抓持钳

用于消化道内息肉及大块切除的黏膜及组织,尤其是异物的取出,根据头端不同形态分成各种V字形如:V字鳄口形、广口形、锐V字形、绝缘鼠齿形、绝缘鳄口形等(图2-3-14)。

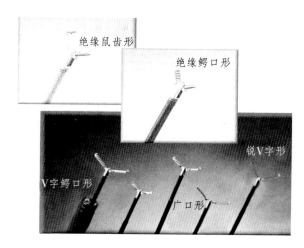

图2-3-14 抓持钳

2. 剪刀

一般有外科剪刀及拆线剪刀。

3. 钛夹

一般由钛夹释放器及不同种类的钛夹组成。根据头端形态可分成不同型号,以适合不同部位、性质的止血(图2-3-15)。因可直接夹闭血管,故可用于动脉性出血的有效止血;可闭合溃疡及高频电切除后的创面,预防出血穿孔;也可用于长蒂息肉基部的血流阻断,预防切除后的出血等,甚至可用于外科术后穿孔的闭合。

	HX-610-090	HX-610-135	HX-610-090L	HX-610-090S	HX-610-090SC	HX-610-135S
夹子的形状及角度	90°	135°	90°	90°	90°	135°
关节部的长度	标准	标准	长	短	短	短
包装盒颜色	黄色	粉红	蓝色	白色	粉/白/黄	绿色
夹子数量/盒	50	50	50	50	24	50

适用范围	软性病变止血	硬性病变止血
HX-610-090		
		HX-610-135
	HX-610-090L	
HX-610-090S		
HX-610-090SC		
		HX-610-135S

图2-3-15 钛夹(见彩图)

4. 注射针

其针头可收缩,针身可为螺旋钢管及塑料管两种,可注射药液及硬化剂,主要用于消化道出血的局部止血及曲张静脉的硬化治疗,贲门失弛缓症的药物注射等(图2-3-16)。

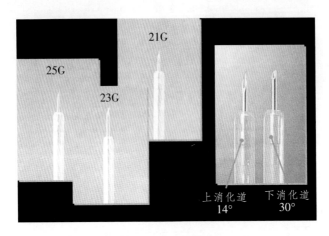

图2-3-16　注射针

5. 尼龙绳圈套器

主要用于某些息肉的套扎,预防息肉切除后的出血以及穿孔部位套扎闭合等,其可通过操控器收缩至保护管内,由活检道伸入,进入视野后可释放圈套,套住目标后,收紧圈套,并锁紧、锁定、释放,操作器退出。尼龙圈套留在局部,待套取物坏死后脱落排出体外(图2-3-17)。

6. 塑料透明罩

与圈套器配合使用,切除消化道黏膜组织。其罩的形态如图所示,可根据不同

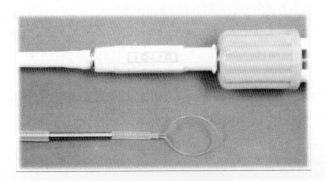

图2-3-17　尼龙绳圈套器

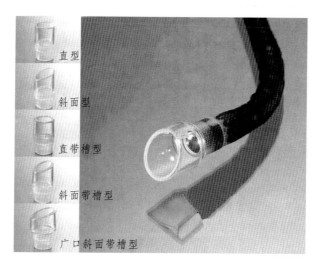

图2-3-18　塑料透明罩

需要选择不同类型(图2-3-18)。

7. 曲张静脉套扎器

可分为单环和多环套扎器,除用于静脉曲张套扎外,还可用于多环黏膜套扎切除(图2-3-19)。

8. 清洗刷

用于活检吸引管道的清洗。

9. 辅助清洗装置及喷洗管

可用于病灶的冲洗及内镜头端的物镜镜面的冲洗,其冲洗是由冲洗泵或脉冲泵来作动力,喷洗管是前端有一喷嘴的塑料管。

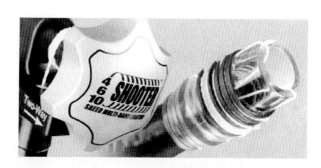

图2-3-19　套扎器

四、辅助设备

(一)气液分离器

可留取肠道分泌物或胆汁的样本来进行生物学、化学及细胞学检查,有时也可作为一些小息肉及切除小组织的标本收集之用(图2-3-20)。

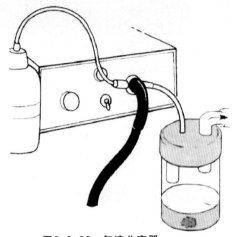

图2-3-20　气液分离器

(二) 口垫

保护患者牙齿,防止内镜意外咬伤。有的是带束缚带的,多用于牙齿咬合不好的老年患者或者配合不佳者。

(三) 套管

套管是套在内镜上的弯曲的塑料软管,对反复插管可起到保护作用,也有助于异物的取出或止血之类的治疗(图2-3-21)。

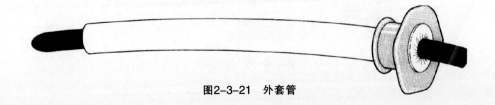

图2-3-21　外套管

（四）多功能诊疗床

可通过摇柄和气压/液压泵来升降整个床位或局部床位的位置来适合治疗及抢救之用。周边有护栏，床脚有万向转向轮及固定装置，可运载移动患者，也可固定在需要场地。一些高级诊疗床尚可称体重(图2-3-22)。

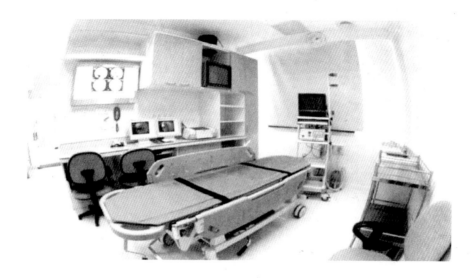

图2-3-22　多功能诊疗床

（五）图像管理系统

内镜图像管理系统是将多媒体采集技术与现代计算机技术结合在一起，可实现图像实时显示、转载或采样，并自动生成彩色图文一体的打印报告，加上患者的资料便能迅速准确地完成内镜诊治报告。同时可将患者所有的相关资料储存、分类、统计、调用等，所以此系统使内镜医师大大提高工作效率及质量，实现内镜图文资料的规范化管理，是医、教、研工作中不可多得的有力工具。随着计算机技术的不断发展，软件水平的不断提高以及网络通讯发展，资料的传输及远程会诊完全可以实现(图2-3-23)。

（六）激光、微波、氩离子

1.激光

(1)在外界能源的作用下，激光器使介质原子里绕核运转的电子从低能位跃居于高能位，而通过激光器谐振腔内感应光的感应，又使其返回低能位时，释放出经

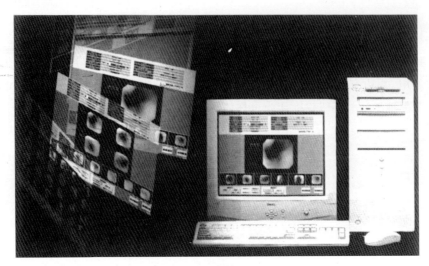

图2-3-23　图文工作站

受激光辐射而产生的光能即为激光。

（2）医学中使用的激光器可依据激光波长的不同分为CO_2激光器，Ar^+（氩离子）激光器，Nd:YAG（掺钕钇铝石榴石）激光器和氩离子染料激光。CO_2激光波长为10.6μm，为不可见光；Ar^+激光为可见光，其波长为188nm（蓝色），514.5nm（绿色）；Nd:YAG激光器波长为1.06μm，近红外线亦为不可见光。

（3）激光治疗装置包括激光器和光导纤维。医学中利用激光器照射组织后产生的光凝固作用、光化学作用从而达到治疗效应。因为CO_2激光不适合在单根石英光导纤维中传导，限制了在内镜治疗中的应用，但可广泛应用于其他医学领域。Ar^+激光可用于光化学治疗（光敏治疗），Nd:YAG激光可通过石英光导纤维传导，可经内镜活检孔道到达内腔、组织表面，使组织原子或分子产生振动，将光能转化为电能，使局部细胞升温、水分蒸发、蛋白凝固汽化或炭化，从而起到治疗作用。

常用的光导纤维为石英光导纤维，另外还有同轴喷气光导纤维及接触式光导纤维。光导纤维头端根据不同需要制成不同形状，如：止血用纤维头端发散角仅需4~10°；光敏治疗纤维头端根据不同脏器、不同肿瘤照射范围而制成普通型、全圆柱型、球型及扩束型。

（4）内镜激光治疗目前主要是指Nd:YAG激光，其可用于急性消化道出血，及广基息肉、腺瘤及恶性肿瘤的治疗。其光导纤维头端是非接触性的，输出功率可达70~80w，在0.5~2s内即可止血，因此即使1~2mm小动脉出血也可终止。由于可使局部组织变性、坏死、汽化，也可缓解消化道的良恶性狭窄引起的梗阻。目前，恶性肿瘤的光敏治疗也是内镜激光治疗的一个重要领域，所用激光为Ar^+激光。

(5)激光治疗的主要并发症为穿孔,5%患者可并发剧痛。因此进行激光治疗前需做好充分准备,并做好术者的自我防护。

2.微波

(1)波长为0.1nm至1m,频率为300MHz至300GHz的一种电磁波,位于高频电和CO_2激光的红外线之间,可使物体或介质内的阴阳离子的极性分子随微波频率发生选择摆动而产生热能。在生物细胞内各种离子也能产生同样热效应,因此大量的微波可对人体心血管、呼吸、消化、血液、神经及内分泌产生一定程度的影响,但治疗剂量的微波对术者及患者均无害。

(2)微波治疗装置是由微波发生器及微波探头(即辐射器)组成,发生器功率在5~200mA,输出频率为2450MHz,波长12cm,所需电压200V,预热3min。天线是由外包隔热型材料的金属导丝组成,其头端为辐射器,由特种金属构成。依据不同需求可有针状、球状、杆状、半球状、铲状,不易变形,不易与组织黏附,但长度小于0.5cm。足踏启动,自动定时控制,微波自动消失,因此其头端作用一般在3mm左右,辐射温度可调,但不大于100℃。

(3)微波天线探头可经钳道对靶器官治疗。多用于消化道息肉、癌肿、肠血管畸形等引起的出血。选用50~70mA,5~10s,为避免粘连可选用中空探头,中间可行生理盐水冲洗。对广基息肉、亚蒂息肉及多发小息肉的治疗,息肉直径最好小于2.0cm。有作者报道微波也可用于十二指肠乳头切开取石,胆道镜下治疗。

(4)微波使用时应做预实验,选择合适功率(780mA),其治疗并发症主要是穿孔。

3.氩离子凝固术(argon plasma coagulation, APC)

(1)氩离子凝固术是一种新型非接触性电凝技术,主要是通过特殊装置使氩气离子化将能量传递至组织。APC装置由一个高频发生器、一个氩气源及探头(内径1.5mm、外径2.0mm)、一根远端陶瓷管口、内装有钨丝电极的可屈式纤维Teflon管组成,其管道可通过内镜钳道。管中氩气在APC探头远端电极与组织之间的电场中离子化,从而传导了由钨丝电极产生的高频电能,该能量传至组织而产生凝固热效应。电离产生的氩气弧其热效应是浅表的(最多2~3mm,除非电流一直持续在同一地方),当组织凝固后电阻增加,氩气弧会自动跳跃至半凝固位,APC的特点就是治疗范围内温度恒定(图2-3-24a,图2-3-24b)。

(2)氩气流量在1~4L/min;电场强度近500V/mm峰值;功率设定:盲肠为40w,直肠和胃为60~100w。治疗前应做体外预实验,治疗时导管伸出内镜头端,在病灶上方0.3~0.5cm,踏板控制每次1~3s,要注意不要灼伤内镜,病变局部可变白、黄甚至黑色,产生烟雾应及时吸引清除。

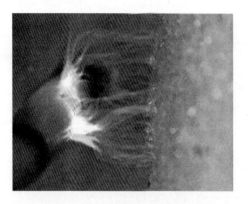
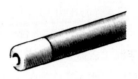

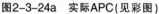

图2-3-24a　实际APC(见彩图)　　　　　图2-3-24b　示意APC

（3）APC治疗主要用于消化道肿瘤引起管腔梗阻的姑息治疗，可使肿瘤缩小，也可用于支架后引起的狭窄腔道再通治疗(不损伤支架)；可直接治疗消化道直径小于1cm的息肉或腺瘤，也可用于直径大于1cm经高频电切分片切除术后以及内镜黏膜切除术及内镜黏膜下剥离术的周边残余组织或出血的治疗；近年来也有报道APC用于消化道出血、血管畸形及放射性直肠、乙状结肠炎出血的治疗。

（4）APC的并发症，主要是穿孔(主要是病变局部过薄或注气过多引起疼痛性肠型扩张)，但发生率低(有报道为0.31%)，个别报道肠内气体爆炸、胃肠胀气、黏膜下气肿也为常见并发症。术后发烧，局部疼痛也有发生；治疗局部也可能产生炎性肉芽肿。治疗时应选择适当功率，不可过多充气，时间不可过长。

第四节　设备维护

内镜设备是一套昂贵、复杂且易损的设备，是由光学及电子、金属、塑料等材质构成，因此需要不同的维护。内镜设备的使用寿命往往取决于维护的质量，因此内镜设备的使用、清洁、消毒、存放、保养、维修都是极其重要的环节，定期检查也是必不可少的。与医院维修中心及售后维修工程师之间的紧密合作是十分必要的，但主要的维护工作还是由内镜中心来完成。

一、内镜操作要求

（1）内镜应轻拿轻放，尽量减少锐角折曲，切勿挤压碰撞、损伤镜头，镜身不要与锐器接触，以防止内镜划伤或割破软管外皮。

(2)要熟知内镜各部件性能,操作前要做仔细检查,如旋转角钮的锁是否打开,冲洗物镜的水道是否通畅(应喷出呈一条直线),通气及吸引装置是否通畅,头端是否漏水,图像是否清晰,尤其注意有无内镜头端部的脱胶和橡胶外皮破损所致的镜面内渗水或是霉变。若使用纤维内镜时应注意纤维断裂过多导致盲点增加,会影响病变观察,应及时更换内镜。

(3)动作要轻柔,防止粗暴,旋钮不能过度扭转(尤在做肠镜时),防止牵引钢丝拉断,气、水吸引按钮不应过度频繁按压,以延长弹簧寿命。

(4)不要用手或是粗糙、尖锐物品擦拭镜面,尤其是纤维内镜更要保护目镜和物镜。要用专门拭镜纸,不能用有机洗剂擦拭,以免渗溶、损伤。

(5)随时注意管道的通畅,对大块的残渣、血块、粪块等不可贸然吸引,应捣碎吸引物或是在清洗消化道管腔后再行检查,或是用内镜附带冲洗管或使用特大口径的专门冲洗内镜来完成吸引清洗。

(6)每次操作结束后,需立即用酶洗液冲洗以防蛋白质黏液分泌物凝固,损伤镜头及管道,尤其是冲洗物镜表面的孔道极易阻塞。

(7)对活检钳及各种导管导丝等治疗用具不应过度折叠,应小距离轻柔插入管道,遇到有成角阻塞插入时,应打直头端,待其露出适当距离再接近活检或治疗部位,切忌遇阻力时强行插入。各种配件,各有所能,各司其职,不可用其完成不能完成或不适合的操作(如用活检钳夹持坚硬物品,用圈套器圈套过硬之异物,微波、激光、APC通电时间过长,需"亚接触"组织的治疗导线头端不可接触治疗组织等)。

(8)光源应使用稳压装置,通电预热后再行打开电源,使用过久应通风降温。

二、清洁,消毒,储存

(一)清洁、消毒的三条标准

(1)进入体腔、血管或黏膜的重复利用的配件必须消毒,如:活检钳、注射针、各种电切刀、剪刀、钳抓器等。一次性使用的物品是使用前已消毒好的,但要确保包装完整无破损及注意消毒有效期。

(2)与黏膜接触的危险类物品必须严格清洁消毒,如:内镜、食管扩张器等。

(3)与未受损皮肤接触的非危险物品需一般性消毒,如:镜头及内镜的某些设备。

(4)各个国家清洗及消毒内镜的方式方法可能不尽相同,但原则应该是共同遵守的。制定常规,记录在册,应成为医生、护士及相关清洁消毒人员共同了解和遵守的规则。内镜及相关附件使用后应立即清洁、消毒。24h内未使用者,再次使用前仍需消毒(理论上讲已被污染)。

(二)洁污区域分离要求

清洁消毒应在特定区域内完成(清洁消毒室),该区域应严格区分清洁区及污染区。

(三)内镜清洁、消毒的方法

1.人工法(四槽法或三槽法)

A槽(流动水清洗)、B槽(8‰酶洗剂)、C槽(适当消毒液)、D槽(流动水清洗)(图2-3-25)。

2.机械法

(1)全自动内镜消毒法(图2-3-26)。

(2)半自动内镜消毒法。

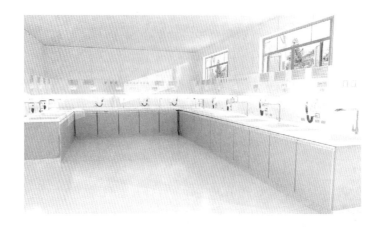

图2-3-25　四槽人工法

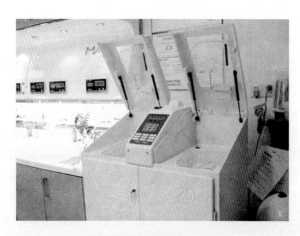

图2-3-26　全自动洗消机

(四)消毒剂

1.戊二醛

戊二醛是最常用的消毒剂。它不腐蚀内镜,但对各种细菌繁殖体、芽孢、分枝杆菌、真菌和病毒均有杀灭作用。有效浓度为1.8%~2.2%,2%的戊二醛达到消毒标准需浸泡20 min。灭菌标准需10 min。用戊二醛浸泡前,内镜及配件如按钮、水罐及在诊治中使用的附件(一次性使用者除外)等必须先行清洗干净并经酶洗液处理后再行浸泡。戊二醛是一种有刺激性味道的消毒剂,可引起暴露的工作人员过敏、严重的皮炎、鼻窦炎或者哮喘,如果暴露的程度大、时间长,这些风险相应增加。为此工作人员需戴口罩、围裙及厚橡胶手套、护目镜或面罩等防护措施。工作间应有通风设备,消毒槽应加盖,以防止气味外泄。

2.电解酸性离子水

这是一种高效、迅速、安全无毒、无环境污染的消毒剂。为1050mv以上高氧化还原电位产生的离子水,pH<2.7时对细菌病毒均有杀灭作用,10 min可杀灭芽孢,对人体皮肤及黏膜无损伤,该水的使用是内镜清洁消毒的趋向。

3.氧氯灵

氧氯灵为二元一体包装粉剂,储存性能稳定、安全、低毒,但对金属有一定的腐蚀性,是胃、肠内镜和耐腐蚀性医疗器械卫生消毒的良好消毒剂。主要有效成分为二氧化氯,可杀灭肠道致病菌、化脓性球菌、真菌和细胞芽孢,并能灭活病毒。适用于胃、肠内窥镜及其他耐腐蚀性的医疗器械和物品消毒。使用时,将二元包装的粉剂溶于3000 mL饮用水中,使之完全溶解,活化10 min后即可使用。

4.其他

酒精、过氧乙酸、二氯化碳也可用于内镜消毒。

(五)清洁和消毒步骤及方法

(1) 初始清洗:内镜离开患者后必须马上进行。用浸透酶洗剂的纱布自上而下擦拭内镜,并通过活检孔道吸引水及酶洗剂,初步清洗给气给水通道,使内镜头端保持在水中,给气时如见大量的气泡冒出,证实气水通道通畅。

(2) 在内镜与主机的连接头端安上防水帽,然后将内镜放在特定容器中转移到特定的清洗消毒区域。

(3) 在测漏设施中密封加压,检测内镜是否有漏水处,尤其是头端。

(4) 移除所有的按钮阀门及活检帽。将内镜整体浸泡在温水或酸化水中。用纱布清洗内镜外部,用清洁刷刷洗活检(吸引)通道。清洁刷首先应自行清洁。应从处置通道入口插入,头端露出至少3次。内镜吸引器连接口应重复此过程,将污渍血迹彻底清洗干净。

(5) 将内镜放入清洗消毒器或人工继续清洗。

(6)使用过的附件应先行浸泡、酶洗剂处理,直接清洗后进行超声清洗机清洗,然后再清洗,涂润滑剂后进行消毒(可行液体、气体或高压消毒)。

(7)所有清洗工作完成后的内镜按规定时间浸入应用的消毒剂中,通常使用中的内镜浸泡时间为10min。

(8)冲洗漂净镜身及各管道的消毒液,然后拭干及吹干管道(医用空气压缩机)再次使用。

(9)当天不再使用的内镜应终末消毒,彻底清洁(内镜表面及各管道)后,在消毒液中浸泡30min拭净,用医用空气压缩机或冷光源的风泵吹干,操纵部及外壳用75%酒精纱布擦拭干净,镜面用擦镜纸涂取少量硅油或镜头清洁剂轻轻擦拭,保持洁净明亮。

(六)储存

将内镜送至内镜储藏室或特制通风、恒温的储存柜中垂直悬挂保存,悬挂接触部应柔软、稳妥、固定,各旋钮应旋至中间位。

(七)质量控制

(1)消毒记录:包括日期、操作者及消毒方式。

(2)常规监测及记录:细菌学的检测利于早期发现严重污染,如:假单胞菌及非典型分枝杆菌。发现内镜一些未知的损坏(如通道及钮阀等)。

(3)对ERCP应用的十二指肠镜及配件更应特殊记录,因其易发生潜在的更严重的感染。

(4)对有退行性神经系统症状的患者感染朊病毒相关疾病的可能性增加,因加热及常规消毒不能灭活该病毒,对可疑此类患者应使用备用镜,并使用一次性的配件。一般不常规做回肠活检,尤其集合淋巴小结,因为活检后极易污染活检孔道,导致朊病毒扩散。

(5)内镜医师不仅要确保内镜的安全使用,而且也应该熟悉以上的过程及要求,避免内镜护士或清洗工作人员处于危险的感染风险。

三、保养及维修

内镜使用寿命的长短除操作者按规定要求使用内镜外,往往取决于妥善的保养和及时正确的维修,使内镜总是保持在良好状态下使用,完成复杂的诊疗工作。

(一)保养

(1)建立专人负责的定期养护的规章制度。

(2)内镜及各种配件必须在干燥通风的条件下存放,防止挤压、碰撞、划伤,尤其是要防霉变,避免生锈、损坏(潮湿多雨、高温地区更需注意)。

(3)一些精密易损的部件及配件更需仔细,如光学部分的目、物镜面、导光窗不能用手或粗糙的纱布或纸擦拭,而应用硅油及擦镜纸,不能用嘴吹气,有灰尘可用橡皮球吹拂,不使用时应戴上镜帽。细胞刷、活检钳应清洗干净,彻底拭净吹干,翼环关节应用小毛刷刷净,拭干,要涂防锈油保存,久置不用者要注意定期检查活动钳环关节,避免锈蚀闭合不能张开。影像转换器应防尘、防霉、防潮、防压、防摔。

(4) 内镜操纵部的角钮锁在不用时应固定使内镜处在垂直位,使牵引钢丝松弛,而在锁定时不能用力扳动角钮,以免损伤牵引钢丝。冲洗物镜的给水管道因极纤细而应定期通畅,并应使用前给水冲洗测试,定期测漏,及时更换胶皮,避免镜头进水。

(5)管道的保养,每次应使用专用通道冲洗设施进行冲洗及给气吹干,存放一周未使用者应彻底吹干并定期保养一次。如发现堵塞应及时维修。按钮阀门均应拔下,浸泡清洗后吹干备用。对漏气、漏水不能使用者应及时更换。

(6)内镜主机、冷光源、电刀、微波、激光、APC等设备一定要注意搬动时轻拿轻放,严防磕撞及剧烈震动,防水、防尘、防霉、防锈,存放在通风干燥处,最好在恒温条件下,避免受潮,防止短路,其中一些线路插线连接不能随意插拔,避免接触不良,使用前一定要预热准备,并测试。发现异常及时调整维修。久置不用者应4~6周通风一次,每次30~60min。

(7)一些消耗配件,应定期测试,不能使用者及时更换,尤其是一些备用药品应按期定时更换。

(8)电脑系统应定期杀毒、维护,专机专用,不能用来上网、游戏或别移它用。储存图像文字资料必须备份保存,以免意外故障致使资料丢失。

(二)维修

此处介绍仅限日常小故障的排除和简单的维修,重大维修应到专业维修机构进行。

(1)钳道阀门出现漏气、漏水,是由于磨损、污垢、阀垫老化,失去封闭作用,应清除污垢,更换橡皮阀垫,新阀垫封闭过紧可与钳头涂硅油或润滑胶即可顺畅通过(切忌使用液体石蜡以防胶垫老化)。

(2)水、气按钮及吸引钮按下不能复位或是失灵、气水不分,多是由于油泥形成、橡皮圈老化或膨胀所致,可拔出按钮,用30%无水乙醇和70%乙醚的混合液,擦去油泥,在橡皮圈涂少许凡士林,若为胶圈老化需要及时更换。

(3)角度不足,多为操纵部牵引钢丝脱焊所致,若钢丝断裂需要更换;镜头进水多因前端胶皮磨损破裂或是镜面开胶渗水,内镜内管道异物或污垢堵塞或胶管老化狭窄变形,镜身挤压变形等,均需到内镜维修中心去维修。

(4)供水-气管道堵塞,多因黏液、血凝块冲洗不彻底而堵塞,或是异物堵塞,或是由于平时使用自来水不用蒸馏水冲洗导致自来水中污垢堵塞。这可用猪鬃、马尾反复通入(忌用过硬金属丝),配合注气,如效果不佳,可将其浸泡在温水中,边注气边浸泡,可用橡皮球打气筒或是空气压缩机注气,多可重新通畅,切忌用强酸、强碱或有机溶液冲洗浸泡。

(5)活检钳开合障碍,多为清洗不干净,擦拭不干,未涂防锈油或生锈所致。用棉纤涂抹防锈油于锈蚀部并浸泡在防锈油或温水中,数分钟后轻轻缓慢活动关节直至开合自如,切忌水煮或火烤以致钳头变形、变钝。

(6)冷光源保险丝损坏或灯泡不亮,可更换保险丝及灯泡,若因灯泡插脚氧化,可用小刀或砂纸打磨去掉氧化层,并用乙醇-乙醚混合液擦拭干净后可重新使用,插座松动应更换为宜。

(7)内镜主机及其他附属设备(如微波、激光、电刀等)的重大故障均应送到相关维修中心或供应商维修专点维修,切记不可在不熟悉其结构性能的情况下而盲目拆除安装,以免发生不测及损坏。

(三)感染控制

内镜中心存在传染风险,患者之间,患者与医务工作人员之间均可存在,故应采取防范措施,制定感染控制条例并记录在册,每个医务工作人员都应该认真维护执行。

医生、护士及其他工作人员均应定期进行肺结核的筛查及乙肝疫苗的注射。诊治过程中,液体的喷溅是一种潜在的危险,内镜诊治时应着装操作服、套袖、手套和口罩或面罩。操作完毕必须认真洗手,污染物件必须用纸巾包裹直接放置医疗垃圾袋中,正确处理危险弃物(包括针头及注射器、纱布等),内镜中心应保持清洁卫生,应定期消毒。医务人员不应在操作室内进行饮食。

参考文献

1.Alvarado CJ, Mark R.APIC guidelines for infection prevention and control in flexible endoscopy. Am J Infect Control, 2000,28:138-155.

2.American Society for Gastrointestinal Endoscopy. Monitoring Equipment for Endoscopy. ASGE Technology Assessment Status Evaluation. Manchester: American Society for Gastrointestinal Endoscopy,1994.

3.Carr-Locke DL, Conn MI, Faigel DO et al. Technology status evaluation: personal protective equipment. Gastrointest Endosc, 1999, 49:854-857.

4.许国铭.特殊人群的内镜检查.中华消化杂志,2005,25:508-509.

5.Jung M,Kiesslich R.Chromoendoscopy and intravital staining techniques.Baillieres Best Pract Res Clin Gastroenterol,1999,13(1):11-19.

6.Schoofs et al.PillCam colon capsule endoscopy compared with colonoscopy for colorectal tumor diagnosis:a prospective pilot study.Endoscopy,2006,38:971-977.

7.李兆申.中国消化内镜现状及展望.解放军医学杂志,2010,35:5-8.

8.邓彩虹,刘俊.消化内镜应用新进展.临床消化病杂志,2012,24:120-122.

9.徐福星.下消化道内镜学(第一版).上海:上海科学技术出版社,2003,9.

第三章

内镜诊疗的操作与护理

　　有经验的消化内镜医师可将内镜送达到包括胆管及胰管在内的消化道的任意部位,在那里可取活检或进行治疗。很多患者通过内镜诊治获益匪浅。但不幸的是,内镜诊治也会有不同程度的并发症。诊治的目标是使患者受益最大化,风险最小化。为此我们必须严格掌握适应证,让患者做好充分准备,术者应技术熟练,助手应富于经验,彼此配合需要默契。

　　目前,国内外进行内镜诊疗的人员主要包括:消化内科医生或消化专家;急诊、ICU甚至手术室医师;专门的内镜医师,但无论由谁完成内镜操作,都应懂得内镜诊治只是患者全面诊疗的一部分,都应从患者整体给予综合考虑,实现整合医疗诊治的高水平,确保给患者提供的各项护理、诊查合理化,利益最大化。

第一节　上消化道内镜的适应证、禁忌证

一、适应证

　　(1)诊断消化道症状,尤其是"报警症状",如:消化不良、腹痛腹胀、胃灼热、呕吐、吞咽困难、食欲不振、不明原因的消瘦、呕血、贫血、黄疸、黑便、包块等;

　　(2)对明确的疾病的病情评估(如:静脉曲张、巴瑞特食管、胃炎、消化性溃疡、肿瘤等);

　　(3)对肿瘤高危患者筛查早期癌变及其他恶性肿瘤;某些疾病普查;

　　(4)对某些需要内镜协助诊断的疾病做活检(如吸收障碍行十二指肠镜活检);

　　(5)实施治疗(如:止血、扩张、息肉切除、某些肿物或早期癌的切除、支架、再

通、置管、胃造瘘等);

(6)疗效评估(包括药物及治疗后)及随访检查;

(7)科研项目要求。

二、禁忌证

(一)绝对禁忌证

(1)严重心、肺、脑、肾疾病,无法耐受内镜检查者(如心力衰竭、急性心肌梗死、呼吸衰竭、肾衰竭、脑卒中、昏迷、严重心律失常及电解质酸碱平衡紊乱、心肺复苏者等);

(2)确诊及疑似消化道穿孔,腹膜炎患者;经抢救尚未恢复的严重休克患者;

(3)严重复合创伤有上述表现者以及近期大型手术后者;

(4)患有精神疾病不能配合内镜检查者;

(5)消化道急性炎症,尤其有急性腐蚀性炎症者;

(6)有明显的胸、腹主动脉瘤;疑似有破裂倾向者;

(7)恶病质极度衰竭者。

(二)相对禁忌证

(1)心、肺、肾功能不全,在医疗监护下尚能耐受检查者;

(2)严重高血压病及心律失常、电解质紊乱及各种休克患者经过治疗趋于稳定者;

(3)脊柱严重畸形有巨大消化道憩室;

(4)近期有大手术史但病情基本稳定(包括刀口缝合情况等)者;

(5)尚能配合内镜检查的精神病患者。

第二节　患者准备

患者内镜诊治前必须做好身体准备和心理准备,以确保诊治过程的安全性及成功率。

一、精神准备

在内镜诊治前通过各种方式使患者以最佳状态完成诊治过程。为此应让患者了解内镜诊治的目的、过程、注意事项及可能发生的问题及处理方法等。给患者发放内镜使用宣传手册及知情同意书的签署是完成这一宣教过程的两种极好方式。通过仔细阅读和理解,患者就会明白为什么要做内镜检查和治疗,利弊各是什么,和其他方法比较有什么优势?应该怎样配合内镜诊治,如果出现意外情况应如何处置。这不仅是单单让患者或授权人签字,而是尊重患者的权利,同时又是一极好的沟通教育及理解过程(对于不能阅读的患者语言沟通是十分必要的)。内镜使用宣传手册应根据具体发放诊治目的而内容各异。当然视频资料也是可行的。在患者候诊场所循环播放,也是极好的方式。总之通过精神上的准备将使患者轻松自信,主动配合医务人员完成诊治。

二、身体准备

(1)检查前6 h禁食水,保证胃是空的(一般前一晚24点后禁食水)。向患者了解既往患病的情况如:

1)高血压病、糖尿病及其他全身疾病(尤其心、肺、肝、肾等疾病);

2)可能或确定已经怀孕;

3)药物过敏史,尤其对麻醉药品;

4)正在服用的药物,如抗生素、降压、降糖、降脂,尤其是一些抗凝药,如:肝素、华法林、双香豆素或阿司匹林等。

(2)检查前应停用抗凝药(1~2周),用少量的水送服往常服用的降压药及心脏药、止咳定喘药,遵嘱使用胰岛素及降糖药等,不要服用抗酸药。

(3)带上正服用的药物以便查对,以及检查相关的医疗记录及影像、化验等结果。

(4)确保有护送能力的成人陪伴,尤其行无痛苦胃镜检查者,检查后是不允许骑车或驾车的。

三、内镜诊治时的操作

(一)诊治前

(1)签署知情同意书,并对检查目的、过程及注意事项已经了解。医护人员会告知患者不要紧张,做好配合,检查前排尿、排便,并询问用药情况。

(2)摘除眼镜(隐形眼镜)及义齿。护士或实习医生会把患者送至检查床上,口服或咽部喷洒麻醉药品,防止插镜时咳嗽,减轻恶心,并帮患者摆好舒适而正确的体位,放入口垫,静待检查。

(3)需行麻醉或输液、监测及相关治疗者,护士将会安排输液、监测、吸氧、吸引及治疗的相应设施。

(二)诊治时

(1)内镜医生会轻柔地将胃镜通过口垫送至咽部,并嘱患者配合吞咽,当镜端插入食管上段时(患者可能会有轻度恶心),嘱患者要呼气,避免因憋气而不能耐受检查,并将头部低下,避免口腔分泌物呛咳和误吸。

(2)患者保持平稳呼吸,分散其注意力,不要过多思虑,并有时会嘱患者暂时憋气配合诊治,并会不断鼓励患者配合诊治。

(3)在患者的平稳配合下,内镜医师会尽快准确完成检查和相应治疗。

(4)若实施静脉麻醉,以上过程患者将不会感受,诊治完成后,患者将逐步苏醒。

(三)检查后

(1)患者应送到休息区(麻醉患者会到复苏室),观察片刻或复苏监测;

(2)非麻醉患者如无特殊不适,护士会告知1 h内不要进食水,不要剧烈呕咳,待咽部麻木感消失后即可正常进餐和饮水或服药。

(3)咽部轻度不适或稍许疼痛以及腹胀排气,这些都是正常的反应。

(4)若患者进行了治疗,需要留院观察,遵从医嘱。

四、内镜诊治的注意事项

胃镜检查虽然简单但毕竟是有创检查,尤其是内镜下的治疗还是存在一定风险的,但只要在密切监测下,患者镇静自若地配合,还是完全可以避免或补救治疗的。

(1)需要在监测下完成的内镜诊治,一定要做好监测及准备意外情况发生后的抢救措施。如:心律失常的加重,或心脏骤停(极少发生)等。

(2)消化道的穿孔、撕裂或出血等,可在严密监测下行内镜止血及穿孔部位的修补或外科手术治疗(微创或传统手术)。

(3)如患者出现下列情况一定立即告知医生:剧烈疼痛,频繁呕吐,呕血或便血,寒战,高热。

（4）静脉输液的部位2天后若还红肿或疼痛，或用药后出现迟发的恶心呕吐、皮疹、口干、头晕、颜面潮红等，患者可以联系医生，但这些发生的概率很小。

第三节　风险及意外事件

一、不良事件和并发症的概念

（一）不良事件

大部分的常规胃镜检查会顺利完成。但也会有意外情况发生，这些可以归于"突发事件"或者"不良事件"，因为大部分是不严重的，如：检查过程中出现需要镇痛逆转的腹痛，或者注射部位的压痛等。与预期有偏差的结果都应记录下来，以便不断提高诊治质量。

（二）并发症

"并发症"一词属于法医学范畴和内涵，所以采用该词应严格限定为造成严重后果影响的不可预料事件。这意味着在内镜诊治过程中出现的小偏差，并不影响患者预后的不能被称为并发症（如：短暂出血）。对严重程度的评估划分，专家一致建议用对患者造成的"影响"来划分：

国外专家建议：

轻度者需要住院治疗1~3天；

中度者需要住院治疗4~9天；

重度者需要住院治疗10天及以上或者需要手术或重症监护者；

致命为由于内镜操作导致死亡。

对于延迟发生的"并发症"是有争议的，目前尚无定论。

（三）不良事件及并发症发生的时间

不可预料的事件可发生在内镜检查前，如抗生素或其他药物过敏；内镜检查中，如心律失常，低氧血症；内镜检查后立即出现的症状，如疼痛；也有可能延迟至数天至数周，如迟发性出血、穿孔或吸入性肺炎等。要记录患者离开后的不良事件比较困难。此时内镜中心常规留下来的随访电话及电子邮箱就大有作为了。内镜数据库应当记录所有的不良事件及并发症，并可以进行归因分类。

(四)并发症的发生率

由于定义的不确定及数据库的不完整，因此很难统计出有意义的内镜并发症发生率。大量的研究表明，常规胃镜后出现严重并发症(如穿孔、心肺功能障碍等)的概率小于1/500。年老、急症，治疗或紧急内镜时发生率会增加。经验不足、过度麻醉以及过度自信是导致并发症的重要原因。

二、常见的不良事件及并发症

(一)低氧血症

如果给予患者实时监测血氧仪就能早期发现低氧血症，让患者深呼吸或者吸氧就可能改善，必要时可给予呼吸兴奋剂。

(二)吸入性肺炎

其发生率可能比发现的要高。食物潴留、贲门失弛缓、幽门梗阻及各种原因引起的活动出血发生吸入性肺炎的概率更大。

(三)出血

内镜诊治过程中及术后都有可能出血，可能来自已有的病变，如：静脉曲张；也可能是由于内镜操作引起的，如：活检、息肉切除术及病变组织切除；或者很剧烈的干呕造成贲门撕裂综合征；凝血功能障碍或者正在服用抗凝药或者抗血小板聚集药物的患者，出血的概率更大。

(四)穿孔

胃镜诊治过程中穿孔是比较可怕的，但是并不多见，多数发生在颈部，多为老年岑克尔氏憩室的患者。在视频直视下柔和进镜其风险会减小，环咽肌穿孔的可能性毕竟是小的。而食管狭窄的扩张、支架；息肉切除或者黏膜切除等治疗发生的穿孔还是极有可能的。当然随着内镜技术的进步，通过内镜下的修补或是二镜联合治疗，修补治愈穿孔是完全可能的。肠镜的穿孔将会在肠镜部分讨论。

(五)心血管意外事件

心律失常、急性心肌梗死以及心脏骤停的发生率是很低的，需要相关专家的协助诊治，但及时的识别发现是至关重要的。

(六)静脉注射局部事件

静脉注射后的局部不适、血栓形成比较常见,但不危险。然而有证据表明的静脉炎症扩散却需要引起重视和及时诊治。

(七)感染

内镜及配件是潜在的病原菌(如幽门螺杆菌、沙门菌、肝炎病毒、分枝杆菌等)的传播媒介, 可以引起患者之间的相互感染, 这种风险可通过严格清洗消毒来避免。内镜可以引起菌血症,如狭窄的扩张治疗,免疫功能低下者或者心脏瓣膜病变者或行瓣膜修复术者,这种风险更高。内镜诊治导致的心内膜炎相当少见,但是某些情况下我们还是建议预防性地应用抗生素(见第四节)。

第四节　风险评估及减少风险

内镜医生一项职责就是在内镜操作前评估可能给患者带来的收益和风险,只有对风险有着充分的认识才能进行有效的预防。

有些疾病或者药物会增加内镜操作的风险,为减少风险,在预约内镜检查时就应掌握一些信息,因为有些措施需要在内镜检查前数天开始执行(如:调整抗凝药的剂量,停用阿司匹林等),而另外一些措施是患者开始内镜检查前才施行的,下面就此进行分别讨论。

一、心肺疾患

患者近期有过急性心肌梗死、不稳定心绞痛或血流动力学不稳定 (如心力衰竭)或是严重的心律失常等不适合任何镜下治疗的情况。安装起搏器或者人工植入式除颤器的患者可以行内镜检查,但是对安装植入式除颤器患者,若行电热治疗,必须暂停除颤器工作状态(应用磁铁即可)才能进行。但此类患者及呼吸功能不全的患者必须实施麻醉监控才可进行内镜诊治。

二、凝血异常

如果患者已知是易出血的体质或者凝血异常,行内镜检查前尽量使其正常化,尤其是必须取活检或做息肉或黏膜切除、狭窄扩张等治疗时,应提前停用抗凝药,如果临床需要的话,在检查及早期康复期间可换成肝素。一些抗血小板聚集的药物也应该停用。尽管阿司匹林及非甾体类抗炎药是否增加了内镜的风险还有理论上争议,但是我们推荐实际工作中应询问患者的用药史,并在行内镜检查前5天或内镜治疗前7~14天停用。

三、镇静问题

如果患者精神紧张的话可考虑使用镇静剂,但是对于不适合使用镇静剂的患者可以考虑静脉麻醉下行内镜诊疗。

四、心内膜炎

内镜检查后发生心内膜炎的概率是很低的,并且没有证据表明预防性使用抗生素有何益处。然而,大多数专家建议对于心内膜炎高危患者(尤其是有人工瓣膜、已患有心内膜炎,近期行人造血管术者或肺动脉分流术者)使用抗生素,尤其是当所做的诊治可能引起细菌感染时(如食管扩张术)。美国麻醉师协会做出了如下建议(参见表3-4-1)。这些要求是美国的每个内镜中心应遵守的原则,我们推荐国内同行参考执行。

表 3-4-1　内镜诊疗抗生素预防使用			
内镜	患者情况	抗生素	过敏患者替代药物
所有	人工瓣膜,既往心内膜炎,肺动脉分流术,血管移植<1年	青霉素 1g + 庆大霉素 1.5mg/kg,IV(最多80mg) + 阿莫西林 500g 口服,6h 1 次	万古霉素 1g,1h 后+庆大霉素 1.5mg/kg,IV(最多 80mg)
所有	免疫功能不全(中性粒细胞<1000 或者移植患者)	头孢噻肟 2g, IV	克林霉素 900mg ,IV;氨曲南 1 g, IV
治疗静脉曲张	肝硬化,腹水	氧氟沙星 200mg,IV 1h 后;然后每 12h 200mg	
内镜下胃造瘘术(PEG)	所有患者	头孢唑啉 1g ,IV	万古霉素 1g,IV

注:此表来源于美国 Medical University of South Carolina,实际应用时内镜医生可根据实际情况适当调整剂量或是更换剂型。

五、麻醉问题

很多内镜中心使用美国麻醉医师协会评级来判定患者是否需要镇静及其他治疗(表3-4-2)。通常建议Ⅲ级及以上者在麻醉下行内镜诊疗。推荐国内同行参考执行。

表 3-4-2 美国麻醉医师协会麻醉风险分级

分级	患者情况	示例
Ⅰ级	无重要脏器器质性病变患者	
Ⅱ级	中等系统疾病——日常生活功能不受限制	已控制的高血压、糖尿病
Ⅲ级	严重系统疾病——日常生活功能受限	脆性糖尿病,反复发作的心绞痛,心肌梗死
Ⅳ级	严重系统疾病伴急性、不稳定症状	近期发作的心肌梗死,充血性心力衰竭,急性肾衰竭,不能控制的急性哮喘
Ⅴ级	严重系统疾病伴猝死风险	

第五节 监 护

尽管内镜医生应对患者全面负责,但内镜护士却是使患者安全舒适的实施者。对于一些简单的操作,内镜护士同样有责任辅助内镜医生(如取活检)。护士通过监控设施来实施脉搏、血压及血氧饱和度的监测。很多内镜中心具备持续给氧条件。对既往有心脏病或者需要进行复杂操作的患者应实施心电监护,并备有急诊用药及抢救设施,内镜医生、护士应该受过心肺复苏及抢救的培训,并能在监护下予以静脉麻醉或者其他药物。护士应如实记录患者的生命体征、监护仪上的各种数据以及患者的反应。

第六节 镇静、镇痛与麻醉

一、分级

医疗保健组织联合评定委员会(Joint Commission on Accreditation of Healthcare

Organizations, JCAHO)和美国麻醉医师协会(American Society of Anesthesiologists, ASA)将镇静和镇痛过程分成四级:Ⅰ级轻度镇静;Ⅱ级中度镇静(清醒镇静);Ⅲ级深度镇静;Ⅳ级麻醉。Ⅱ级镇静可由非麻醉医师完成,Ⅲ级镇静是由麻醉医师完成,"无痛苦胃镜"就是在这种镇静状态下完成的,其和麻醉最大的区别就是各种保护性反射存在或减退,而不是消失。从临床上看无痛技术和麻醉的区别是:无痛技术是针对操作造成的相对较轻的内脏痛,消除内脏痛仅需减轻或消除[使痛觉传入减弱和(或)提高痛阈等],而不需要阻断其感受和传导;无痛技术不需预先应用术前药物,不一定严格禁食禁饮,不需要复杂的临床监测,用药相对简单且作用时间短。

二、镇痛方式

全世界镇静镇痛方式多种多样,在许多国家行常规上消化道内镜检查时并不需要静脉麻醉,只需要局部麻醉。为此可规避麻醉剂的风险,且可迅速恢复,患者可驾车或骑车回家。然而,很多西方国家的患者希望能够接受一定程度的镇静。肠镜常规及特殊使用镇静镇痛方式将在后面详述。

三、清醒镇静

清醒镇静不仅可让患者避免内镜诊治过程中的不适,同时可以自主呼吸,气道通畅,对物理刺激及口头命令能做出反应。内镜医师行"清醒镇静"术时必须对该项技术娴熟于心。与其不同的"深麻醉"是指患者不能被轻易唤醒,同时伴有部分或者全部的保护性反应的丧失,需保持呼吸道通畅。麻醉程度的深浅需要麻醉师的监测调控。

四、镇静镇痛药物

(一)镇静剂

关于镇静药物的应用请参见表3-6-1。

(1)氯胺酮具有镇静和镇痛双重功效,呈高度脂溶性可透过血脑屏障,起效快,镇痛作用强,但苏醒和恢复期较长,对呼吸抑制较轻,但对心肌有直接抑制作用,可兴奋交感神经系统。其缺点是增加骨骼肌张力,造成肢体不自主运动或突然抽动;可使颅压增高诱发癫痫,苏醒后常伴精神症状。

镇静剂	初始静推剂量	起效时间	持续时间
表 3-6-1　镇静药物的应用			
苯环己哌啶类			
氯胺酮	1~2 mg/kg	1min	15~30min
苯二氮䓬类			
咪达唑仑	1~5mg	1~5min	1~2 h
地西泮	1~5mg	1~5min	2~6 h
依托咪酯(宜妥利)	150~300μg/kg	1min	30min
巴比妥类			
硫喷妥钠	350mg	30s	10~30min
苯海拉明	10~50mg	1~10min	2~6h

(2)地西泮:地西泮是长效的苯二氮䓬类药物,有抗焦虑、镇静、催眠及中枢性肌肉松弛作用,且可抗惊厥、抗癫痫。缺点是起效慢,作用时间长,注射部位疼痛。

(3)咪达唑仑(咪达安定):咪达唑仑是短效的苯二氮䓬类药物,起效快,作用时间短,抗惊厥和抗癫痫作用不如地西泮,其他作用要快于、强于地西泮。通常建议静推或静滴,无注射痛,但注射过快时对呼吸和心血管系统有一定抑制作用。咪达唑仑初始剂量为0.5~2.0mg,每5min逐渐加量0.5~1mg,最大剂量为5mg。根据患者的年龄、体重、用药史及患者的反应来决定给药量,同样也适用于地西泮。

(二)麻醉镇痛剂

(1)麻醉镇痛剂通常与苯二氮䓬类药物同时使用,但是这种联合用药同时也增加了呼吸抑制的风险。哌替啶的初始剂量为25~50mg,可以以25mg的剂量加量,直至最大剂量100~150mg。芬太尼是一种更有效的阿片类镇痛剂,同时它的呼吸抑制的风险也增加了。可用于对哌替啶不能耐受的患者。

(2)对于那些很难镇静,尤其是有酗酒史、吸毒史的患者,氟哌利多是有效的辅助药物(每次加量0.5mg,直至最大剂量5mg)。它可能会引起低血压。近期有文献报道,当QT间期延长时不推荐使用氟哌利多,因为它可能引起心律失常。

(3)芬太尼是目前最常用的中枢性镇痛药,作用强度为吗啡的100倍。仅3.6min即可使作用部位达到高峰浓度,但作用时间短(半衰期为10~30min)。最严重不良反应是呼吸抑制、恶心呕吐等。

舒芬太尼是芬太尼族类中镇痛作用最强的,对μ1型受体比芬太尼有更高选择性,其维持时间久,连续注射蓄积风险较小。

瑞芬太尼是纯μ型阿片受体激动剂,是超短时、强效阿片类镇痛药物,起效快,作用时间短,无蓄积作用,恢复迅速(消除半衰期仅为6min),故麻醉深度易于控制。

(三) 拮抗剂

拮抗剂药物的应用参见表3-6-2。

表 3-6-2　拮抗剂药物的应用

拮抗剂	初始静推剂量	起效时间	持续时间
氟马西尼(针对苯二氮䓬类)	0.1~0.2mg	30~60s	30~60min
纳洛酮(针对阿片类)	0.2~0.4mg(静推或肌注)	1~2min	45min

纳洛酮可以拮抗哌替啶,无论是静推或者肌注。缓慢静推氟马西尼可以拮抗苯二氮䓬类药物。所有的拮抗剂的半衰期比它们所拮抗的药物的半衰期都要短。

(四)麻醉

尽管大多数的常规内镜检查只需要局部麻醉, 然而有些情况有麻醉师在场的话会有很大帮助,有些则需要全麻。例如:儿童,酗酒者,镇静困难者,以及心肺功能不全者。丙泊酚是一种新型静脉麻醉药,适用于内镜操作,在大多数国家的内镜中心只有麻醉师才能给药。临床使用的是以10%豆油、1.2%卵磷脂和2.5%甘油作溶媒的1%水溶性乳剂。起效快、消除快,有一定抗恶心呕吐作用,无后遗症,但有一过性剂量依赖性呼吸和循环功能抑制,其与注射速度有关。该药可以引起注射部位局部疼痛,目前已有中/长链三酰甘油的乳剂使注射疼痛明显改善。

许多内镜中心采用的是咽部麻醉。麻醉时不要让患者说“啊”,因为这样会使喉部同样暴露,可能会引起咳嗽。目前多数医院用复合咽部麻醉药,药物直接给至患者咽部,口含数分钟后即可行胃镜检查。部分医院用利多卡因或丁卡因表面麻醉剂喷洒咽部2~3次后行胃镜检查。在使用静脉麻醉的时候尽量不要用局部麻醉,因为这样增加了吸入的风险。但有些麻醉师认为如果不使用局部麻醉药,为达到咽部松弛会增加静脉麻醉药的用量,反而会增加风险。

(五)其他

有些国家通过静脉注射胰高血糖素(从0.25mg逐渐加量至2mg)或者丁基东莨

莨碱来抑制过度的胃肠收缩。

术前口服或者术中通过内镜活检孔道注射含硅乳液可以清除胃内的泡沫。

第七节　术后恢复

内镜诊治之后,麻醉护士会检查患者的基本状态,然后将患者送到复苏室。静脉麻醉约20~30min之后,患者才会彻底清醒,此时可解除监护,并对患者继续观察。当达到离开标准时,静脉麻醉患者仍需有人陪同,因为麻醉剂有潜在的延迟记忆缺失作用。住院患者将会被陪检人员连同内镜报告及病历送回病房,门诊患者将会拿取报告到门诊进一步诊治。内镜报告中已明确写出内镜诊断或治疗情况及建议,如有特殊需知,内镜医生会直接向患者或家属说明情况;不便直接告之者,内镜医生会和门诊或病房医生直接沟通。

患者在离开内镜中心时,需告知事项如下:

(1)恢复正常进食、饮水的时间及活动方式(如卧床、床旁活动、自由活动等);

(2)病理活检报告的领取时间、地点;

(3)复查的时限将根据内镜诊治情况而定,如近期(1~2周内),2~3个月后或半年、一年复查内镜;

(4)出现下列情况时要及时联系医生:剧烈的疼痛、腹胀、恶心、呕吐或呕血;发热(有时出现寒战);肢体活动障碍及憋气、心悸等;

(5)特殊用药指导(如禁服药品或继服药品等)。

第八节　风险控制

严格遵循操作规范有助于内镜诊治过程顺利完成,但即使是最好的仪器、环境及人员,仍有一些不可预料的事件发生。

当事件发生后,医护人员会感到很纠结,尤其是事件严重或者危及生命时。因此正确的预防和处理这些事件是至关重要的。

(1)内镜诊治前要向患者及家属详细告知可能发生的不良事件。这是医患沟通中很重要的一部分,要正确恰当地告知这些可能的并发症。

(2)事件发生后,内镜医生要具备同情心,除理解家属悲痛的心情外,专业性和实事求是的沟通同样重要。过度的道歉可能会造成患者及家属认为本可避免的事情发生了,因而产生错觉。永远不要试图去掩盖事实。如实记录所发生的事情,并尽可能地与所有相关人员沟通,如患者、患者家属、相关医护人员、相关领导及医务处(部)。

(3)快速做出反应及决策。对并发症的延迟处理在医疗上及法律上均是不允许的。果断采取治疗(或是抢救)措施,做适当的相关检查(如放射学及实验室检查等),听取专家及科主任的意见及安排,对需要手术科室介入的患者及时转诊相应科室,并密切关注甚至参与治疗之中,这是内镜医师必须做到的,这样才能让患者或家属感到我们是负责的。

参考文献

1.Rotondano, G. Reducing complications in upper gastrointestinal endoscopy. Expert Review of Gastroenterology & Hepatology, 2012, 6: 271-290.

2.Allen, JI. Quality assurance for gastrointestinal endoscopy. Current Opinion in Gastroenterology, 2012, 28: 442-450.

3.Riphaus, A; Wehrmann, T; Weber, B. et al. S3 Guideline: Sedation for Gastrointestinal endoscopy 2008. Endoscopy, 2009,41: 787-815.

4.American Society for Gastrotestinal Endoscopy. Appropriate Use of Gastrointestinal Endoscopy. American Society for Gastrointestinal Endoscopy, revised November, 2000.

5.American Society for Gastrotestinal Endoscopy. Monitoring Equipment for Endoscopy. ASGE Technology Assessment Status Evaluation. Manchester: American Society for Gastrointestinal Endoscopy,1994.

6.Guidelines on the management of anticoagulation and antiplatelet therapy for endoscopic procedures. Gastrointest Endosc, 1998, 48:672-675.

7.徐福星.下消化道内镜学(第一版).上海:上海科学技术出版社,2003,9.

第四章

内镜诊断技术

在第三章中我们已经讨论过内镜的适应证、禁忌证以及患者应做的准备。那么，本章我们将讨论如何正确使用内镜完成诊断。

第一节　患者体位及持镜方法

一、体位

(一)常规(标准)体位

咽部喷洒麻醉剂或口服麻醉剂后的患者在诊床上取左侧卧位，头部放置在铺有枕巾纸的舒适的枕头上，头颈略后仰呈水平的位置，要使咽部与食管几乎成直线，轻度屈膝。嘱患者解开领带、纽扣及松开腰带。右手握住弯盘(或双手抱于胸前)(图4-1-1)。需输液及静脉镇静麻醉者右侧保留静脉通路，放好口垫；静脉麻醉者要联好监控设施，吸氧管给氧。

(二) 平卧位

适于不能左侧卧位患者(如昏迷、气管切

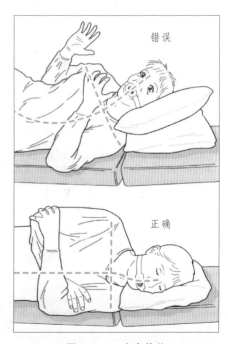

图4-1-1　患者体位

开、脊柱畸形等）。切记注意分泌物不要呛入气管,插镜时不要误入声门进入气管。

(三)右侧卧位

极少应用,仅用于内脏反位者。

二、持镜方法

内镜医生面对患者,以左手拇指和无名指、小指握持内镜操作部,拇指尖置于上、下控制钮(大角钮)上,这样以便食指可控制给气/给水按钮及图像固定钮,而中指可以协助拇指控制大角钮。通过训练,拇指同样可以控制左、右控制钮(小角钮)。通过扭转镜身来扭转内镜轴同样也是控制内镜的重要一部分。右手可以用来推拉内镜,协助旋转内镜,并可操纵各种附件(如活检钳等)(图4-1-2)。

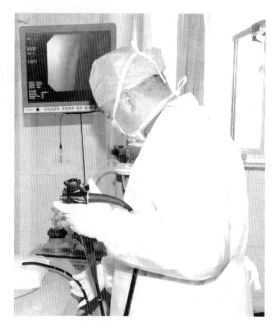

图4-1-2　持镜方法

第二节　插　镜

一、准备工作

确认患者状态稳定,助手护士就位。认真检查使用的内镜,内镜有前视镜及侧视镜(十二指肠镜)之分。调整白平衡,要重复检查内镜头端弯曲角度,给气、给水功能,吸引功能,图像质量。

二、插镜方法

(一)引导插镜

大多数内镜医生会在视频引导下插镜,但也有采用盲插或手指引导插入法(多为过于紧张或吞咽不协调者,用左手中、食指压住舌根,右手持镜沿中、食指尖插入)(图4-2-1a)。

(二)标准插镜

再次确认患者保持上述体位及颈部位置,头不宜过于低垂,这样会不利于吞咽,尤其是静脉麻醉者。但内镜插入食管后,可嘱患者头部向枕头方向倾斜,以便于口腔及胃内分泌物流出,不至于呛咳或吸入窒息。插镜的标准方法如下(图4-2-1b):

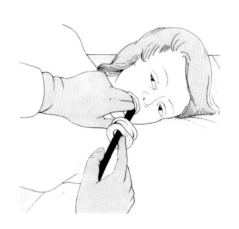

图4-2-1a 引导插镜

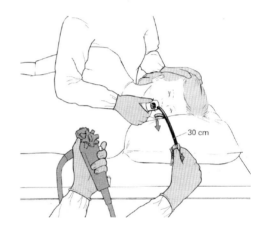

图4-2-1b 标准插镜

(1)左手如上述方法持内镜操作部,右手距内镜头端30cm处控制插镜。

(2)将内镜头端通过口垫,压于舌背面,通过调整大角钮、小角钮或旋转内镜中轴确保视野居中。

(3)观察视频监视器,保持内镜头端能随咽部生理曲度纵向弯曲,保持视野居中。沿着舌背面弧度进镜,使舌背面中缝保持在视野中央,有时可短暂见到悬雍垂,继续进镜可在视野的上方看见会厌,然后是杓状软骨(离声带2~3cm)、声门(由此插入会误入气管),食管入口多处于闭合状态,可按大角钮使镜端沿杓状软骨弯曲弧度进入,最好从左侧梨状窝进入。当头端紧贴环咽括约肌时,常会出现"红视"。保持向前的压力,让患者做吞咽动作,内镜可在数秒之内滑入食管。如果必要的话,让患者再次吞咽,当括约肌开放时轻轻推入(图4-2-2)。

(4)继续认真观察显示器,确保滑过的黏膜是光滑的,因为内镜通过食管上端几乎是半盲的,而食管上端有可能存在憩室及其他病变,对主诉吞咽困难者尤应

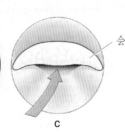
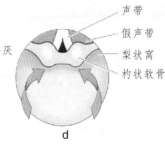

声带
假声带
梨状窝
杓状软骨

会厌

a　　　　　b　　　　　c　　　　　d

图4-2-2　口咽解剖

注意。

(5)上述操作过程中的注意事项如下：

1)动作轻柔,要感觉到内镜是滑入的。力度过大没有必要,且有造成损伤的危险。

2)患者做吞咽动作时,持镜的手应适当加压,以配合患者的吞咽,便于进镜。

3)"来,咽一下,好的,再来一次,非常好……现在开始深呼吸"类似这样鼓励性的语言最好由内镜医生自己来说。多人说话会让患者迷惑而不知所措。

4)如果看不见视野,或舌过度下垂,或视野中可见牙齿及患者极度不配合时,均应退出内镜,待稳定后,重新进镜。

5)内镜医生应该非常耐心,切忌粗暴或急躁,一旦患者感到十分痛苦和恐惧,这将会给患者留下深刻的记忆,再次检查患者将会说"不"。内镜诊疗不仅是技术,更应该是艺术。

(三)盲插

盲插与视频下进镜不同,主要凭借内镜医师的手感进镜,先将大角钮轻微下压,使内镜头端略呈15°左右的弯度(与咽部的生理曲度相符),右手持在镜身25~30cm处,轻柔插入,当镜身刻度在15~18cm处,大角钮轻度回旋,并嘱患者轻咽,配合使镜头端沿咽后壁插入少许,视频见到食管腔,便可循腔进镜。

操作中切忌内镜头弯曲过度而误入气管,或进镜用力过猛损伤梨状窝周围黏膜引起血肿或皮下气肿等并发症。但也忌讳对进镜时的阻力感觉不准而致不敢进镜,反复刺激咽部而致咽反射亢进,反使进镜越来越困难,应尽量争取一次插镜成功。但该方法一般不予提倡,更不适合初学者。

第三节　常规诊断程序

内镜检查不管发现多么明显的病变或是多种原因造成腔体缩小或狭窄，均应争取完整观察食管、胃、十二指肠，按系统的检查顺序完成内镜检查，不应因有盲区而贻误诊断。

一、操作注意点

(1)在进镜的过程中，应充分利用吸气/给气及大小角钮的调控以及内镜轴的旋转等功能，对食管、胃、十二指肠进行全面的仔细观察。

(2)黏膜病变最好在退镜时观察，因为此时因给气而充盈，但进镜时的观察同样重要，一定要识别内镜在进镜过程中造成的一些损伤与黏膜的原有病变相区别。

(3)进镜时观察到的一些病变在完成整个检查之后应再仔细检查，必要时留取病理标本。

(4)我们在完成全面检查之后，应对各部位所见的影像形成清晰的印象，做到心中有数，就像勾勒出一幅地图一样。应避免重复进镜对同一区域反复观察，这样会给患者带来不必要的痛苦。一个认真完整的检查可在5~10min内完成。

(5)内镜操作安全性的要点：一是没有视野不要进镜；二是对所见病变不确定，可再适当充气，退镜再仔细观察；三是对可疑病变处适时留取病理标本送检。

二、各部位的观察

(一)食管的几个重要标志

(1)环咽括约肌；

(2)左主支气管压迹；

(3)左心房及主动脉搏动处；

(4)食管-胃连接处(EGJ)是指淡粉的食管鳞状上皮与红色的胃黏膜上皮连接处，这种连接经常是不规则的又被称为"Z线"(图4-3-1，图4-3-2)；

(5)膈肌裂孔。

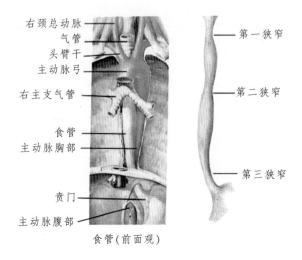

右颈总动脉
气管
头臂干
主动脉弓

右主支气管

食管
主动脉胸部

贲门

主动脉腹部

第一狭窄

第二狭窄

第三狭窄

食管(前面观)

图4-3-1　食管三个狭窄解剖图(见彩图)

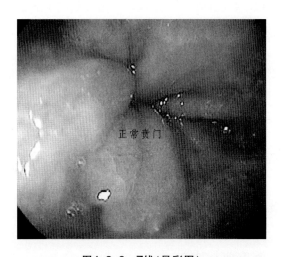

正常贲门

图4-3-2　Z线(见彩图)

(二)胃腔

在直视镜下，内镜很容易通过没有狭窄的贲门进入胃腔。因食管远端通过横膈，故偏向患者左侧,进镜时应微调内镜头端确保视野居中。如果贲门没有过度松弛时内镜通过贲门会有短暂的视野缺失,当镜端达到Z线附近,给气,将小角钮稍下压,推送镜身即可轻松进入胃腔。继续充气循腔进镜(图4-3-3)。

(1)当内镜头端通过贲门时,下压小角钮,注气可避免头端触碰胃小弯,且避免镜端误入胃底部(尤其胃底大者),这是初学者容易出现的问题。

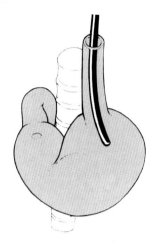

图4-3-3　通过贲门

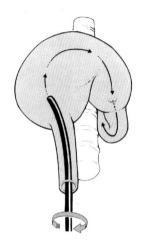

图4-3-4　横式插镜

（2）如果视频不见胃腔，可轻轻退镜避免内镜头端触碰胃底部或大弯侧的黏液池，其后再行注气重新插入内镜。

（3）插镜过程中应适当充气保持良好视野，并在观察黏液湖的液体性状及液量后将其吸引出来以免反流或误吸。若胃内有大量泡沫可喷洒消泡剂。若黏膜面有过多的唾液或分泌物可用清水冲洗吸引。

（4）若进镜时操作部与患者身体呈垂直位插入（竖式插镜），此时从远侧看，胃小弯侧应在视野上方，大弯侧应在视野下方。而进镜时操作部与患者身体平行时（横式插镜）（图4-3-4），远观胃小弯侧应在视野下方，而胃大弯侧在视野上方，在充气基础上顺时针旋转镜身即可见到竖式插镜相同的影像。这在镜下疾病的定位描述中非常重要。

（5）进镜过程中应随时调整内镜在视野中央，避免镜端触碰胃壁引起患者恶心呕吐。

（三）通过幽门进入十二指肠

（1）幽门环是进入十二指肠的直接通道。我们应尽量训练仅用左手调控大小角钮及旋转镜身调控内镜头端方向（微调）进入十二指肠球部，通过幽门环时我们有一轻度突破感。应观察幽门的开闭情况，是否变形，是否存在反流现象以及糜烂溃疡等病变。幽门环通过也是初学者难点之一（图4-3-5a，图4-3-5b）。

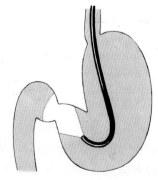

图4-3-5a　观察幽门

（2）进镜幽门环时不宜过猛过深，以免镜端触碰

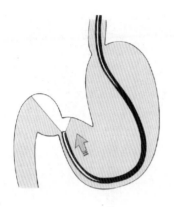

图4-3-5b 观察幽门及球腔

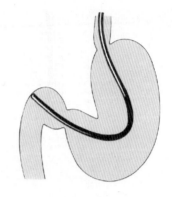

图4-3-5c 进入球腔

十二指肠球壁(视野变红)并造成损伤与原黏膜病变不易区分(图4-3-5c)。

(3)检查球部时可通过进镜、退镜及旋转镜端来充分观察球的内壁,尤其是球后壁易漏诊,当发生球部变形或是深溃疡病变时,不可强行通过以免穿孔、出血。

(4)如果十二指肠运动过于频繁影响视野的话,可静脉注射解痉药。

(5)避免过度充气造成腹胀。

(四)进入十二指肠降段

十二指肠上角(图4-3-6a)是连接十二指肠球部和降段的标志。这也是初学者难点之一。通常需要掌握以下要领:

(1)向前推进镜端贴近上角,但不可紧触而视野发红,向右旋转镜身90°,向右、向下,自然滑进十二指肠降段(图4-3-6b),可见十二指肠环状皱襞,在内侧壁有时可见十二指肠乳头,但直视镜往往看不到乳头开口正面观。

(2)如果上述操作视野发红未见肠腔,不可强行推进,以免损伤,而应退镜回撤,重新调整进镜。

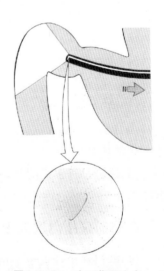

图4-3-6a 十二指肠上角

(五)进入十二指肠降段之后

进入十二指肠降段,如果想用直视镜进入第三段及之后的话,动作一定要轻柔。若只是向前进镜会出现矛盾运动(图4-3-6c),即镜身深入而图像不动或后退,且患者会感觉不适。如果旋镜后拉、吸气、增加腹压或者改变体位可能会更有效(应采取十二指肠镜手法)。一般要想观察十二指肠深部情况最好采用十二指肠镜。

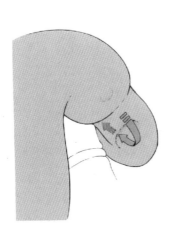

图4-3-6b　向右下滑进十二指肠降段

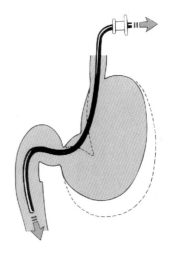

图4-3-6c　矛盾运动

三、胃内翻转内镜(J手法)

翻转内镜观察胃底更为清晰,要想安全获取翻转内镜的图像可采用以下做法:

(1)根据内镜的顶端所在部位经过内镜翻转而获取胃底图像,分别为低位、中位及高位翻转法,而内镜头端所处位置要根据胃腔的情况而定。

(2)翻转方法:

1)低位翻转法:镜端退出幽门达胃窦时,充气,下压大角钮即可看到胃角,然后保持角钮位置,并后退及旋转镜身获取胃底及贲门图像(图4-3-7a)。

2)中位翻转法:镜端置于胃中部,按上述步骤进行操作(图4-3-7b)。

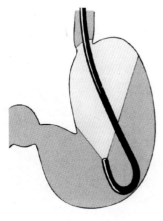

图4-3-7a　低位翻转

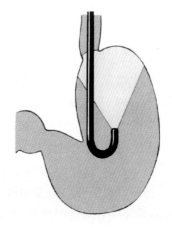

图4-3-7b　中位翻转

3)高位翻转法：镜端置于胃体上部,按上述步骤进行操作。

(3)后退时旋转镜身一定要协调,不要过快、过多,以获取满意图像,观察结束后不要忘记放松所有角钮,恢复初始状态。

四、退镜

退镜时内镜医生应仔细观察胃黏膜情况。由于胃的运动情况不同,内镜所处位置不同,给气程度不同,胃的形状也不同,都有可能使所见视野不同,因此,退镜时可利用调节给气、给水、冲洗功能及各种翻转、旋转功能,应充分展示胃黏膜的每一部分,如注意胃小弯这个潜在的盲区,大弯皱襞应充分展开,避免遗漏病变,注意观察完毕后应将气体及黏液吸出,并松开所有的按钮。

五、内镜检查中遇到的问题

(一)患者痛苦

如果患者痛苦原因不明或者不可补救的话,应立即终止内镜检查。如果患者过于紧张,除语言安慰,动作轻柔外还要吸出口腔分泌物以避免呛咳。但若咳嗽异常剧烈且图像与平常不同,我们应考虑是否由于盲插而进入气管中。插管过于粗鲁或注气过多也会引起患者的不适。注气不可过多,否则会使麻醉患者发生呃逆,麻醉患者内镜检查时最好暴露腹部,这样便于医生观察是否注气过度,尤其是儿童。最后退镜时一定要将气体吸出。内镜检查很少发生剧烈疼痛,它通常提示胃穿孔或者心肌梗死。心动过速或心动过缓同样会提示患者不适。操作中如果不顾这些警示症状是非常危险的。

(二)迷失方向

当内镜医生给先天性肠扭转不良或者一些病变患者(如:贲门失弛缓、巨大憩室、疝或者溃疡瘢痕)做内镜检查时可能会迷失方向(图4-3-8)。认真研究任何可以获得的放射学资料,也许会对你有所帮助。在具有正常生理结构的患者身上, 迷失方向最主要的原因就是注气不足。初学者极易将内镜头端通过贲门后错误转向右侧,使内镜头端进入贲门胃底,此时应将内镜头端转向左侧并且向下进入胃体上部胃腔,如果不能判定,

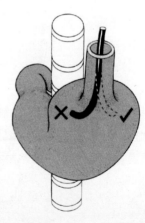

图4-3-8　迷失方向

可退镜,充气,然后直接左转找到胃腔。如果见到一个非常罕见图像,经常提示为穿孔(通常不会立刻引起疼痛)。如果怀疑穿孔,要停止检查,应做X线检查。

(三)黏膜视野不清晰

视野不清晰意味着内镜头端紧贴黏膜或者物镜被黏液及食糜所覆盖。应轻轻退镜,注气,确认气泵在工作,所有连接是正常的。按压给水钮冲洗镜面。若食糜覆盖物镜,这种冲洗无效。可将活检孔道按钮取下,释放压力,通过活检孔道注气或注水,这样食物残渣可通过给气、给水而冲洗掉。如果存有大量泡沫可通过活检孔道注射消泡剂。

大部分患者会遵医嘱,内镜检查前6h不会进食进水,当我们在内镜下看到大量食糜时意味着胃的排空障碍。标准内镜孔道太小,难以将食糜吸出,若反复尝试只会导致内镜孔道的堵塞。我们通常将内镜调至胃小弯侧,在食糜上方观察胃小弯情况。如有必要,将患者体位调至右侧卧位可检查大弯侧。然而,如果胃内食物及液体过多的话,风险很大,很容易造成反流或吸入性肺炎。内镜医生的评估只有利大于弊时,才可以继续进镜检查。否则通常的做法是退镜,胃排空后择期再行检查。

六、识别病变

本书主要关注的问题是内镜操作技术,而非内镜下辨别病变,因此不便于就此过多陈述。我们建议初学者多看一些内镜图谱。然而,有些要点还是需要在此强调一下,但我们只能做些粗浅的介绍。

(一)食管

(1)反流性食管炎:是由于反流的酸和(或)碱侵蚀而形成,多位于食管中下段,尤其是胃与食管连接处有明显的表现,黏膜充血水肿,有炎性渗出物附着,其脆性增加,触之易出血,血管网模糊紊乱,齿状线不清晰,严重者黏膜上皮缺损脱落坏死,形成出血点、斑、糜烂甚至溃疡,在食管与胃交界处可融合,更严重者可见食管柱状上皮出现巴雷特食管,并可形成食管对称性狭窄(图4-3-9)。

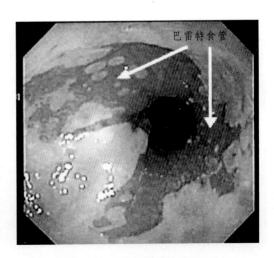

图4-3-9 巴雷特食管(见彩图)

（2）霉菌性食管炎：通常表现为菌落样白斑点及斑块，较为松散，其应和食管白斑（因食管上皮过度角化及不同程度的角化不良）及食物残渣相鉴别（图4-3-10）。

（3）食管癌：食管癌为过度生长的非正常黏膜，其向腔内的生长可造成食管非对称性狭窄，有的可形成溃疡，周边围堤样隆起，可被覆污秽苔。甚或胃底翻转胃镜可见浸润至贲门甚或胃底。当然食管也可见到各种良性肿瘤（如平滑肌瘤、脂肪瘤、血管瘤等）（图4-3-11，图4-3-12）。

（4）食管憩室常位于食管中下段，但也有位于食管上段的憩室囊（岑克尔憩室，也称"咽食管憩室"）（图4-3-13），故当视野不清或有抵抗时应退镜后再进镜。

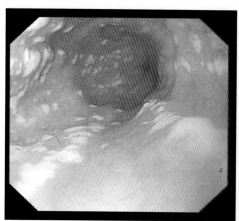

图4-3-10　霉菌性食管炎（见彩图）

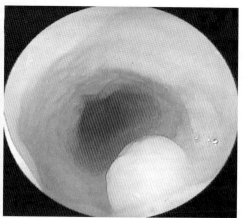

图4-3-11　食管平滑肌瘤（见彩图）

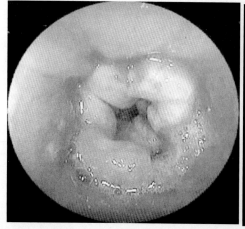

图4-3-12　食管癌（见彩图）

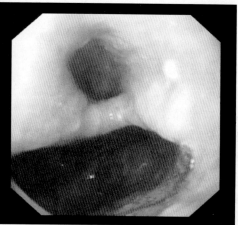

图4-3-13　咽食管憩室（见彩图）

(5)食管蹼或环常位于胃食管连接处,例如舍茨基环,内镜医生往往由于内镜头端的照明以及广角透镜的失真而忽略。若有怀疑,内镜检查前可行放射学检查。

(6)食管静脉曲张(图4-3-14):出现食管黏膜纵轴上的迂曲的血管隆起,可呈蚯蚓状,也可呈串珠样或结节样。红色征的出现意味出血危险性。

(7)贲门撕裂综合征(图4-3-15)是指穿过胃食管连接处或者在食管一侧可见长约5~20mm的黏膜撕裂。急性期时上覆渗出液或血块,有时在退镜检查时更容易发现。多为剧烈恶心、呕吐后发生。

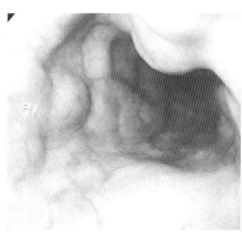

图4-3-14　食管静脉曲张(见彩图)　　　　图4-3-15　贲门撕裂(见彩图)

(8)食管运动障碍可以通过放射学检查或食管测压来诊断,但是它的结局(食管扩张、假憩室、食物积滞或食管炎)却可以在内镜下观察。如果应用完止痉药或麻醉之后仍可见食管收缩提示运动过度;食管的不协调无推进力的收缩被称为"第三收缩"。

(9)贲门失弛缓症与食管炎或食管肿瘤造成的食管狭窄不同,内镜下可见到食糜潴留、食管扩张,但病变轻者,内镜可以轻易通过失弛缓的贲门。

(二)胃

(1)内镜下所见充血与病理学上的胃炎并不总是一致的,胃黏膜发红(或充血)既可以是弥漫的,又可能是局灶性的,有时也常呈条纹状改变出现在纵行黏膜皱襞的峰面上。有习惯性干呕患者,内镜下在小弯前壁上部常可观察到充血发红伴或不伴有淤点、水肿等变化。内镜所观察到的充血与病理学胃炎并非总是一致,因此做出临床诊断时应格外谨慎。当发现可疑病变时应常规进行黏膜活检,对消化不良患者无论有无内镜下改变都应常规检测幽门螺杆菌。

(2)胃皱襞大小各不相同,但是在内镜下需要根据胃腔的扩张程度来评估。巨大肥厚性胃炎(Menetrier病)(图4-3-16)是指胃黏膜皱襞粗大肥厚,可通过圈套器活检来确诊,应和胃癌、胃淋巴瘤、高酸分泌型肥厚皱襞症等相区分。

(3)十二指肠溃疡的患者胃体黏膜皱襞常常粗大并多可见片状充血红斑,黏液湖中黏液增多。

(4)萎缩性胃炎患者黏膜可见皱襞减少,黏膜变薄苍白,血管显露。但亦可表现黏膜粗糙不平、充血糜烂。有经验的内镜医生可看到不同形状的肠化斑。萎缩性胃炎的诊断应通过病理检查确立。黏膜肠化可区分为大肠型肠化或小肠型肠化。

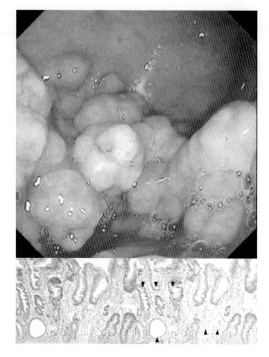

图4-3-16　巨大肥厚性胃炎(见彩图)

(5)糜烂和溃疡是内镜下最容易发现的病变。如果病变直径小于5mm且表浅,愈合后不会留下瘢痕,我们称之为糜烂。水肿性糜烂常表现为沿胃体黏膜皱襞区分布的小的、光滑黏膜隆起,隆起黏膜中心脐状凹陷。当这种变化多发散在分布时我们称之为慢性糜烂性胃炎。然而,真正意义上的胃炎需做病理检查来确定。若病变大而深,被覆薄或厚苔,或有血痂附着,甚至有裸露的小血管或有渗血甚或喷血均被视为胃溃疡。急性应激性溃疡多发于胃窦,表面覆有血痂。

(6)如果胃溃疡周边黏膜不规则,基底部易出血或者周边黏膜异常隆起,我们考虑胃癌的可能。良性溃疡周边黏膜向溃疡中心呈放射状聚集,周边黏膜是平整的。经验少的医生不易区分良性溃疡与恶性溃疡型胃癌,即使经验丰富的医生,也应常规活检取病理证实。

(7) 当见到胃内有胆汁滞留或是胆汁从贲门口反流时应区分是因患者恶心或是胃十二指肠功能不协调或是由于胆囊切除和胃十二指肠手术后以及胆、胰十二指肠器质性病变所致。

(8)很不幸,多数胃癌经内镜发现时已是晚期,故常不易漏诊,但弥漫型胃癌若不仔细观察却常有遗漏发生。内镜医生应有早期胃癌发现意识,谨记胃癌若早期发现是可以治愈的,内镜下早期癌可能貌似小的良性溃疡、慢性糜烂、局灶性发红或扁平息肉,所以直径小于1cm的息肉样病变内镜下难以区分是炎性改变还是早期癌,故对黏膜隆起、肿块永远不能忽视,病理活检应常规进行,近年新出现的诊断技术,如染色内镜、窄带光谱内镜、超声放大内镜均有助于早期癌的诊治。黏膜下肿物特点是表面黏膜正常,并见黏膜桥。平滑肌瘤和异位胰腺,常表现为胃窦大弯的黏膜隆起并中心有凹陷或是呈火山口状(图4-3-17a,图4-3-17b)。

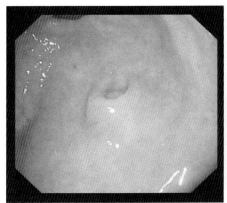 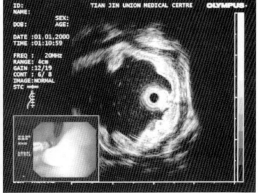

图4-3-17a　异位胰腺(见彩图)　　　　图4-3-17b　异位胰腺EUS(见彩图)

(三)十二指肠

　　十二指肠球溃疡无论活动期或瘢痕期,可导致幽门环变形甚至梗阻。溃疡好发部位为球部前壁及后壁,易复发是其特点。活动期溃疡周边黏膜充血、水肿而瘢痕期又常常造成球部分隔畸形甚至假性憩室形成。小的线状溃疡或瘢痕也很常见。十二指肠霜斑样溃疡是一种特殊类型的溃疡,在内镜下可见红润的黏膜区有单个或多个散在的小白苔形如霜斑,无明显的黏膜凹陷,可能是溃疡处于活动期进展过程,或愈合中的一种表现。内镜下常见充血肠黏膜表面可见多发白色点状分泌物,常称为十二指肠炎,其临床意义尚有争议。十二指肠近胃端的小的斑块或隆起常常是"布氏腺"增生或胃化生。十二指肠肿瘤主要发生在瓦特氏壶腹区周边。十二指肠第二段出现的溃疡或十二指肠炎常常提示卓-艾综合征或胰腺病可能。第二段出现的阿弗他溃疡应怀疑是否有克罗恩病可能。病理检查中常能见到肉芽肿病变。

乳糜泻:仔细观察十二指肠第二段或远端常可发现乳糜泻特征性改变,如微绒毛形态的丢失,以及黏膜结节状改变、水肿等(图4-3-18)。黏膜染色技术是识别病变的一种好方法。黏膜染色有助于辨认用肉眼难以发现的病变,如乳糜泻等。喷洒染色剂最好通过专用雾状喷洒管抵近黏膜进行喷洒。染色剂沉积于黏膜皱襞沟槽中,将病变的不规则结构烘托出来,靛胭脂是目前最常用的染色剂,亚甲蓝、卢戈氏液可能被某些特殊疾病变所吸收(如肠化生黏膜),此外荧光内镜也需要静脉注射荧光染色剂利用紫外光激发来强调病变结构。

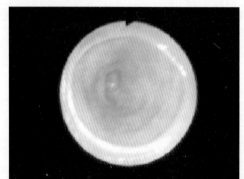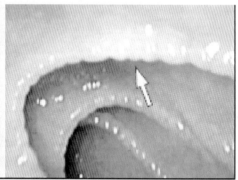

图4-3-18　乳糜泻(见彩图)

第四节　病理活检

临床医生与实验室人员的密切合作是非常有必要的。内镜中心所采取的标本对于临床诊断有十分重要的意义。标本送到病理室时应详细描述采取前的初始状态,并应标明需要解决的问题,甚至临床的主要症状和体征以及有重要意义的临床化验检查及特殊检查结果。病理医生能够根据提供的这些资料及时准确地做出病理报告。两个部门之间的互相沟通和交流有助于诊治质量的提高。

一、活检技术

(1)活检钳应根据所取的病变的不同部位选取不同类型的活检钳,但必须保证活检钳的钳口是锋利的,咬合是完整的,这样才能获取合格的病理标本。

(2)活检钳一定要紧贴病变部位,并适当加压(活检钳应靠近内镜头端,更适合加压),钳取方向应调整至尽量垂直方向为好,这样才能获取较多的标本。

（3）活检钳应由助手轻柔地由活检孔道插入或抽取，此时活检钳应是闭合的。插入时助手应将活检钳钢丝托起，便于医生小距离地快速插入。在咬取较硬的病变组织时，不要过猛咬合，否则钳口易弹出而不能获取足够的病理标本。若留取大块的病理组织，不要急于从活检孔道取出，应将活检钳回撤，紧贴镜端，退镜时将病变组织同时取出。是否应用带针刺的活检钳，取决于病变组织的性状、部位以及内镜医生的习惯，虽然带针刺的活检钳更容易固定标本，但一定要注意避免其针刺划伤正常黏膜组织。

（4）病变组织一般应钳取4~6块，必要时可增加。至于处置及固定标本的方法应听取相关病理医生的意见。有些病理医生希望标本能平铺在纸上或者其他物体如纤维滤纸上。其优点是可以同时留取多个标本，不易丢失，紧附在滤纸上，按顺序排列不易混淆取病理的位置；让病理医生能在一张显微镜载玻片上同时观察6~8块活检组织的切面。

（5）纤维滤纸长约15mm，在其中央划一道与长边平行的线，将钳取组织用微量移液管或牙签取下，放置在中线上。然后将此滤纸条放入固定剂中。病理室会对其进行加工处理、蜡封等，沿着滤纸中线切开，置于载玻片上，然后进行染色。固定之前可以用显微镜来定位黏膜组织，忌用镊子或坚硬的器械钳取组织，以防破坏标本结构而影响判断（图4-4-1）。

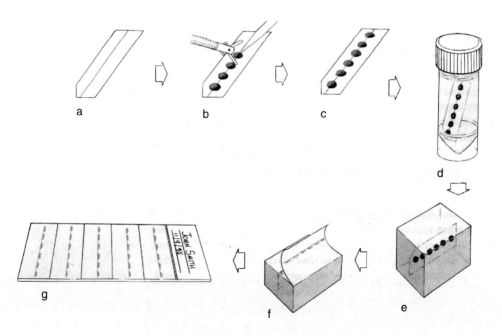

图4-4-1　活检标本保存

(6)溃疡取活检时应留取溃疡基底部及边缘四个象限的组织。基底部组织常具有诊断意义,但留取较难,有时候取到的仅是腐败组织,应避免取材过深造成穿孔;在留取增生性肿瘤标本时,最好在同一部位做二次活检,这样能取到更深层的组织标本以利于诊断。

(7)幽门螺杆菌的检测是非常重要的。一般应从胃窦留取组织(如果服用PPI的话可以从胃体或胃底留取标本),做快速尿素酶试验,如为阴性,可留取组织标本送病理检测或行碳-13/碳-14呼气试验检测验证。

(8)一般内镜下活检会造成少量出血,但是一般均会自凝。若出血不止,可镜下喷洒1:10 000的肾上腺素。临床上因活检后大出血相当罕见。对于口服阿司匹林等抗凝药及凝血机制不佳的患者应慎重活检。

二、细胞组织学检查

运用细胞刷通过活检孔道留取细胞组织标本,细胞刷头应在套管外,在病变组织上反复擦、滚。若留取溃疡标本,需在其溃疡周边及基底部刷取标本,充分接触后,将刷头退回套管内,连同细胞刷一起退回。将刷头伸出,然后在2~3片玻片上涂刷,迅速固定。具体的实施方法应听取病理医生意见。细胞刷不可重复使用。可以用气液分离器来收集细胞学标本。活检之后通过内镜孔道吸引出来。

使用细胞刷检技术引起大出血在临床上是很少见的(对于有出血倾向的溃疡病变,刷取标本应谨慎)。有时组织活检后,以吸引孔对准活检部位进行吸引也可收集到细胞学标本,这种通过吸引标本进入气液分离器的细胞学收集方法称为"打捞细胞学法"。

细胞刷检的价值很大程度上取决于细胞病理学专家的技术和热心程度。许多研究表明,刷检与活检相结合技术得到阳性结果远高于单独活检技术。临床实际中许多内镜医师把刷检作为难于得到满意活检标本的备选方法,如食管狭窄明显病变,或将刷检用于可疑病变的再次活检。

三、黏膜下病变取样

我们通过普通活检技术可留取患者黏膜层的病变组织,但因活检钳不能深咬至黏膜肌层,故大而深的病变组织可利用热凝圈套器留取;该项技术将在后面章节提及。大的组织标本可以采用"特大"活检钳来留取,但在插管时应使用套管以保护咽部及食管。另一种方法就是采取细针吸引术留取细胞学标本。此法效果较好,但尚未普及。

参考文献

1.Fujishiro, H; Amano, Y; Kushiyama, Y. et al. Eosinophilic esophagitis investigated by upper gastrointestinal endoscopy in Japanese patients. Journal of Gastroenterology, 2011, 46: 1142–1144.

2.Blades EW, Chak A, eds. Upper Gastro Gastrointestinal Endoscopy. Gastrointestinal Endoscopy Clinics of North America,Vol.4 (3)(series ed. Sivak MV). Philadelhia: WB Saunders, 1994.

3.Koop H. Gastroesophageal reflux disease and Barrett's esophagus. Endoscopy, 2002, 34 (2):97–103.

4.WuJCY, Sung JJY. Ulcer and gastritis. Endoscopy, 2002, 34:104–10.

5.于中麟,张齐联,陆星华等. 消化内镜诊断与治疗进展. 内镜,1995,12:90.

6. Postlethwait RW.食管良性肿瘤和囊肿.国外医学肿瘤学分册,1985,1:42–44.

7.巴图.慢性胃炎的内镜分类及诊断探讨.中华消化内镜杂志,2000,17(3):181–183.

8.张锦坤.悉尼国际胃炎新分类.中华消化杂志,1991,11:10.

9.李兆申等. 胃肠道疾病内镜诊断与治疗学. 北京:人民卫生出版社,2009.9.

10.Chan AO, Wong BC, Lam SK. Gastric cancer: past, present and future. Can J Gastroenterol,2001,15(7):469–474.

第五章

上消化道内镜治疗

随着消化内镜技术的不断发展，运用内镜对胃肠道疾病的治疗技术更是日益成熟,甚至有些治疗技术已经取代或是协同外科完成手术治疗,使得传统的单纯外科治疗模式发生了很大的改变,这不仅减少了患者的痛苦,而且降低了医疗费用,使内镜的诊疗技术真正造福人类。

鉴于本书的宗旨，我们仅将上消化道内镜的一些重要治疗技术简单介绍给读者。

第一节　良性食管狭窄

一、简述

胃-食管反流是造成良性食管狭窄(图5-1-1)的最主要原因。其他原因包括特殊的食管炎症或感染,药物、腐蚀剂的摄入,放射治疗,外在挤压,以及一些手术及内镜的治疗等。一般来说，当食管内腔直径小于13mm时才会发生狭窄。由于普通内镜的直径仅为8~10mm,所以内镜能够轻易通过食管时并不意味着食管不存在狭窄，也并非不需要治疗。

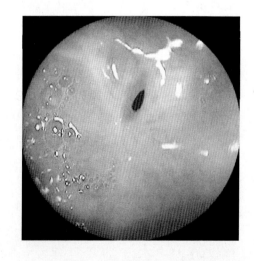

图5-1-1　良性食管狭窄(见彩图)

二、内镜下扩张技术

治疗良性食管狭窄的方法很多,其中,采用内镜下扩张技术是其治疗方式之一。就扩张技术而言有很多种,需要的设备也各不相同。对于轻度狭窄者可以在非麻醉状态下采用探条扩张;当狭窄较重或弯曲时,可以在内镜或X光引导下采用球囊扩张或带刻度的探条扩张,以确保放置位置正确。对于这两种均有效的方法在效果优劣上尚有争议。探条扩张对于狭窄的感觉更为灵敏,似乎探条扩张更为安全;一些由于辐射或者腐蚀剂造成的狭窄则难以扩张。扩张过程需要不断重复,逐渐增加扩张器的直径,因为过快增加有可能造成穿孔。由于扩张可能会引起菌血症,因此对于既往有心脏疾患的患者应预防性地应用抗生素,以防止心内膜炎的发生。

(一)球囊扩张

(1) 采用球囊扩张其力度是呈辐射状均匀地加压在所有的狭窄面上, 所以可减少出血和穿孔的发生率。球囊可以通过注气、注水、注钡来达到扩张的功能(图5-1-2)。

(2) 扩张前患者需口服或推注造影剂,以了解狭窄远端情况,确定狭窄范围。

(3)插入内镜,确定狭窄部位。

(4)通过活检孔道向腔内推注液体石蜡等润滑剂,然后插入气囊抵达狭窄部。根据狭窄情况,有时需要使用带导丝的球囊。

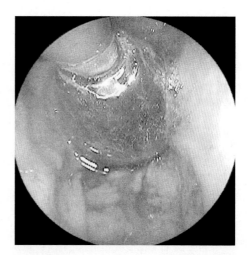

图5-1-2　球囊扩张(见彩图)

(5)用充气装置向球囊内注水(或注气),使球囊膨胀,达到并保持规定的压力,持续扩张2分钟左右。随着狭窄部的扩张,充气系统的压力也会随之下降,要注意保持恒定的压力。加压应缓慢,使扩张的球囊一直位于狭窄部中心。

(6)扩张完毕,抽空球囊内的水(或气体),再将球囊从活检孔道缓慢抽出。若球囊皱褶,不能从活检孔道抽出时,可以连内镜一并拔出。扩张后,如果内镜能通过狭窄部,应观察狭窄部以下情况,以及查看扩张部位出血情况,必要时局部进行止血治疗。

(二)探条扩张

(1)插入内镜直至狭窄处,推注造影剂,确认狭窄范围(此步骤可术前由放射科完成)。

(2)透视下从内镜活检孔道插入导丝,使导丝通过狭窄部进入胃腔(图5-1-3)。

(3)拔出胃镜,在橄榄形的硬式扩张器上涂抹利多卡因胶浆,助手协助患者使患者下颌上抬,使食管处于平直的状态,便于插入扩张器,且减少插入时的痛苦。沿导丝缓慢插入硬式扩张器,使其直径最大处位于狭窄部(效果最佳)留置5~10min,达到充分扩张(图5-1-4)。

(4)初始先使用细的扩张探条进行扩张,使其较容易通过狭窄部位,逐渐换成较粗的探条进行扩张,每次扩张按照不超过3个

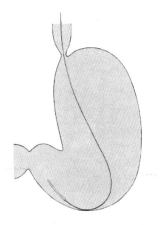

图5-1-3　导丝进入胃腔

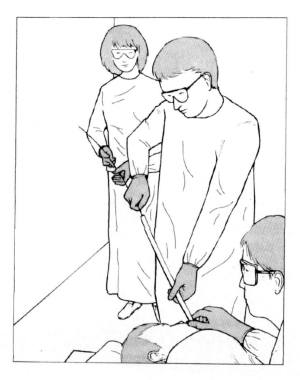

图5-1-4　插入扩张器

尺寸级别的基本原则(图5-1-5)。

(5)扩张完毕,再次插入胃镜,确认扩张程度以及是否有出血。如再需扩张,可在3天后进行。

(6)患者扩张后1h之内留院观察,禁食水。对患者主述的任何不适应要予以重视。如果怀疑穿孔,宜行X线检查。如有出血,可在内镜下行止血治疗(发生较少)。

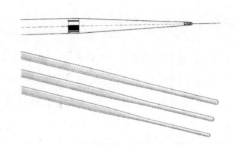

图5-1-5 扩张不超过3个尺寸级别

如果扩张效果满意,之后可少量饮水。患者离开医院前,应嘱其次日可以进半流质,逐步过渡到正常饮食,并给予适当的药物,约定随访日期。个别病例可在数日或数周之后重新扩张,直至患者吞咽功能恢复正常。

第二节　　贲门失弛缓症

食管测压是诊断贲门失弛缓症的金标准,但是非常有必要进行吞服造影剂的X光检查及胃镜检查,以排除黏膜下肿瘤甚至肿瘤的压迫等。球囊扩张、经口内镜下肌切开术(peroral endoscopic myotomy, POEM)、注射肉毒碱或手术、腹腔镜下括约肌切开术均可治疗贲门失弛缓症。

一、球囊扩张

(1)扩张前最好先测定食管压力,了解下食管括约肌压 (lower esophageal sphincter pressure, LESP)和下食管括约肌(lower esophageal sphincter, LES)松弛率及LES长度,以便决定扩张时应用的压力和时间。球囊扩张法比探条扩张法的疗效要好。

(2)贲门失弛缓症的患者食管经常有食物潴留。患者术前数日应进食流质,甚至需要洗胃。

(3)通常通过内镜活检孔道放置导丝通过狭窄部。通过透视确定食管下括约肌的位置,然后在透视下或是内镜直接观察下行球囊扩张。一般应将球囊放置在贲门括约肌相当的位置(图5-2-1)。

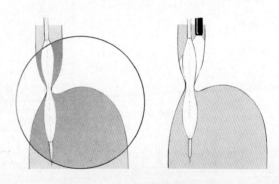

图5-2-1 扩张球囊放置的位置

(4)球囊直径各不相同,有30mm、35mm、40mm不同规格。开始先用小球囊扩张,逐步更换大球囊扩张,根据症状持续或反复的情况可重复扩张治疗。根据临床实践,建议使用直径30mm的球囊扩张器为宜。

(5)按规定压力扩张,在透视下观察球囊形态,如果扩张不足时意味可能有其他病变,如果突然球囊扩张则意味着穿孔。扩张时的监控以及患者的反应都是十分重要的。

(6)球囊扩张后通常可见少量出血(此时意味着扩张效果达到最佳)。至少应密切观察4h。有些内镜诊疗中心会常规行胸透。只有内镜医生或临床医生亲自看过患者及胸透检查结果之后,才能允许患者进食水,无穿孔者次日可正常饮食。

二、肉毒杆菌毒素注射

可以在内镜下或超声内镜下将肉毒杆菌毒素注射至食管下括约肌区来治疗贲门失弛缓症。效果是不错的,但是维持时间较短,所以这种方法的价值尚不能确定。

三、POEM手术技术

POEM手术是由日本昭和大学横滨北部病院的井上晴洋教授于2008年发明并应用于临床。2010年11月上海中山医院在国内开展首例POEM手术,作为治疗贲门失弛缓症的一种全新的内镜微创技术,它具有手术时间短、创伤小、无瘢痕、恢复快、疗效佳的特点,充分体现了“经自然腔道微创治疗”的优越性。POEM是一项高难度的新技术,需经过积极的术前准备,在全麻下,运用最新微创切除器械,其操作步骤主要如下:

(1)食管黏膜层切开:在胃-食管交界处(gastroesophageal junction,GEJ)上方10cm处,用Hook刀纵向切开黏膜层约2cm显露黏膜下层;

(2)分离黏膜下层,建立黏膜下“隧道”(图5-2-2a),直至GEJ下方胃底约3cm;

(3)环形肌切开(图5-2-2b):胃镜直视下从GEJ上方7~8cm,应用IT刀从口侧纵向切开环形肌至GEJ下方2cm。切开过程中由浅而深切断所有环形肌束,尽可能保留纵形肌束,对于创面出血点随时电凝止血;

(4)关闭黏膜层切口(图5-2-2c):完整切开环形肌后,将黏膜下“隧道”内和食管腔内液体吸尽,冲洗创面并电凝创面出血点和小血管,退镜至黏膜层切口,多枚金属夹对缝黏膜层切口。胃镜监视下放置胃肠减压管。此项技术风险高,难度大,开展条件要求苛刻,其远期效果尚待观察。此外,术者需经严格培训。

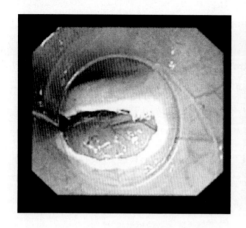

图5-2-2a 建立黏膜下隧道(见彩图)

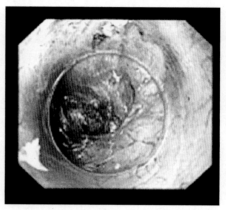

图5-2-2b 环形肌切开(见彩图)

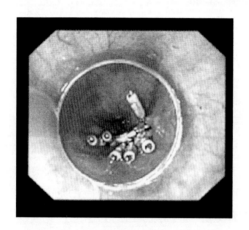

图5-2-2c 关闭黏膜层切口(见彩图)

四、其他

目前尚有硬化剂、微波及金属支架植入的方法,但其效果尚待时间的考验。

第三节　食管癌的内镜姑息治疗

食管造影与胃镜在评估食管癌的位置及性质方面起着相辅相成的作用,超声内镜是最精确的评估分期的工具。胃镜的治疗对于改善那些不适合手术的食管癌患者的吞咽困难有一定帮助,但是内镜医生应该正确评估治疗给患者带来的利弊。尤其要清楚治疗的禁忌证。有时仅能使食管内腔扩张,但是并不能恢复正常的吞咽功能。治疗的目标应是吞咽功能最佳化,风险最小化,患者利益最大化。

一、姑息技术

(1) 通过常规胃镜可清除由于某些食物的堵塞或嵌顿而造成的突发的吞咽困难。

(2)癌性狭窄可以通过球囊或探条扩张,但扩张过程中要注意不能过分撕裂肿瘤而造成出血、穿孔。

(3)外生型肿瘤可以通过各种方法消除。如单极电凝可用于切除,但难以控制损伤深度,极易炭化。局部注射药物(如:无水酒精)同样有效。激光消融在数年前非常流行,后来又出现微波治疗,当前被同样有效且安全系数较高又经济的APC(氩气刀)所取代。消融技术对于这种外生型的、术后复发或转移的肿瘤是最为有效的。但这些技术均有一定程度的风险(5%的穿孔率),且疗效仅能维持较短。

(4)支架治疗癌性狭窄的地位越来越高。化疗、放疗(尤其腔内局部放疗)也同样应用于癌性狭窄的治疗。

二、食管支架

(一)适用范围

适应证最好是食管中段癌,或气管–食管瘘,或预计生存期在数周至数月者。而环咽肌2cm以内的肿瘤不适宜放置支架。贲门的支架效果不会太理想,尽管已有防反流支架,但仍因放置角度使防反流效果大打折扣。对于非常大的肿瘤,放置支架后可能会压迫气管,因此放置时应格外小心。应提前行支气管镜检查,并试验性行球囊扩张以了解狭窄部能承受的直径大约是多少。

(二)不同类型的支架

金属支架已经取代了大部分的塑料支架,因其置入风险小,更加方便。现在有很多类型的支架可供选择(图5-3-1)。它们在类型、直径、网的编织方法、形状、大小、有无覆盖膜上各不相同。有覆盖膜的支架适用于那些有瘘的患者,并可防止肿瘤向腔内生长,而半覆膜支架其裸露部分可以防止支架移位。食管支架一般腔内直径约为15~24mm,长约6~15cm。通常被压缩入6~11mm直径的置入系统中以便置入。大部分支架在放置体内数天后完全扩张,与食管内壁紧密结合,不易滑脱。一些力度不够的支架,虽然容易放置,患者容易忍受,但是由于扩张不充分,即使同时用球囊扩张也

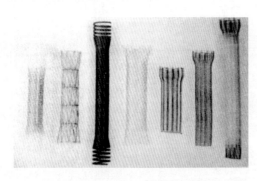

图5-3-1　不同类型的金属支架

并不能充分改善患者的症状。

(三)支架置入

(1)支架置入前应详细告知患者治疗的目的、可能存在的风险以及是否有替代选择。应预防性应用抗生素以预防心内膜炎的发生。

(2)插入内镜观察狭窄部,用造影剂造影,确认狭窄范围。用标记夹标记预放支架的口侧端。如果需要,可先用球囊扩张。根据狭窄长度选择适合长度的支架。

(3)从胃镜的活检孔道插入导丝,使导丝通过狭窄部至狭窄的肛侧端。用标记夹标记,然后置留导丝,退出内镜。

(4)以两端的小夹为标记,顺着导引导丝插入支架,释放支架使其打开。若需纠正放置支架的位置,在刚打开时,可用气囊或把持钳矫正。但最好定位准确,一步到位。

(5)支架放置到位并舒展开来后,可再次插入胃镜,或用水溶性造影剂确认。如果支架位置放置良好,可结束治疗。

(四)支架置入后的注意事项

支架放置术后需留院观察(至第二日),因为支架还是存在穿孔、出血的风险,术后2h应行胸透检查。如果没有明显并发症,4h后患者可进流质。如果患者有疼痛应给予相应处理。

应告知患者支架并不是完美的,需要进软食,且进食中及进食后均需大量饮水。过量进食或咀嚼不充分可能会造成支架梗阻。如果发生食物嵌塞的话,通常可以通过内镜下圈套器或活检钳将其取出。

如果肿瘤过度生长影响支架功能,我们可以考虑采用内镜下电凝切除或是支架内重置支架等方法解除。对于放置贲门处的支架可选择防反流支架,但有时仍会出现堵塞,这同样需要胃镜下的处置。非防反流支架患者有时需要采取体位调整或是服用抑酸药及食物的调节等措施来防治反流。

少数情况下,化疗或者放疗效果好的话,可以将支架取出。但需注意到另一方面,由于化疗或放疗后食管狭窄改善,支架(尤其是全覆膜支架)脱落胃中的风险会增大,而从胃中取出脱落的支架则是相当困难的。

第四节　食管穿孔

食管狭窄的胃镜下治疗相对是安全的,但有时候也会因病情复杂或癌性狭窄,或因医生经验不足或过分自信,有可能发生穿孔。治疗中穿孔的发生率分别为:良性食管狭窄为0.1%,贲门失弛缓症为1%,癌性狭窄为5%~10%。但是如果按照操作常规实施,穿孔的风险就会降低。

早期识别穿孔是正确处理穿孔的关键。临床上应密切观察患者的各种表现,不要忽视患者的任何不适。若数小时后出现皮下气肿应行X光检查。高度怀疑或确诊严重穿孔时,必须向患者及家属交代外科手术的必要性。许多局限的穿孔,尤其较高位的颈部穿孔更适合保守治疗,因为纵隔未被污染。必要时可以行外科引流术,这是很容易的。保守治疗时需禁食水,静脉输液及滴注抗生素。扩张食管癌引起穿孔时若食管腔容易辨认,而又不能行外科治疗时可立即行覆膜支架治疗。有时在选择内科保守治疗还是外科手术治疗上是困难的,因为两种方式各有利弊。

第五节　胃及十二指肠狭窄、息肉和肿瘤

一、胃及十二指肠狭窄

如果胃和十二指肠存在病变(肿瘤或者溃疡)或既往有手术史(食管裂孔疝修补术、胃肠吻合术、幽门成形术及胃成形术等)可能会造成胃及十二指肠的狭窄。手术造口处狭窄可通过球囊扩张恢复,但是很容易复发。胃及十二指肠肿瘤的患者使用膨胀型支架还是可以取得一定疗效的。

二、食管、胃、十二指肠息肉和肿瘤

在肠道内经常使用的内镜下息肉切除术同样可以应用于胃及十二指肠的息肉和肿瘤。胃及十二指肠的息肉相对少见,食管的息肉更少见。由于很多息肉是广基的,或是一些肿瘤是黏膜下的,尽管其是良性的,但会使内镜下治疗的风险增加,往往会有穿孔的可能。但近年来由于超声内镜检查可以帮助我们确定诊疗方案,某些黏膜下的肿瘤可无需外科手术,经内镜下可完整切除;对于部分治疗中发生的穿孔,也可以经内镜下钳夹闭合,大大增加了内镜治疗的范围。广基的胃及十二指肠

息肉基底部注射肾上腺素(1:10 000甘油果糖美兰或生理盐水美兰溶液)可以使其抬起,这样更容易镜下切除,可以减少出血及穿孔的风险。有些内镜医生采用黏膜吸套或套扎器套扎病变也是出于同样目的。

三、EMR和ESD

内镜下黏膜切除术(endoscopic mucosal resection, EMR)及内镜黏膜下剥离术(endoscopic submucosal dissection, ESD)均是近年在内镜下开展的新型治疗技术。EMR是由日本学者多田正弘于1984年首先报道,主要用于常规活检未能明确诊断的黏膜或黏膜下病变的病理诊断,而且可切除早期癌及癌前病变。对于较大病变可行内镜下黏膜分片切除术(endoscopic piecemeal mucosal resection, EPMR)完成。但由于EMR难于一次性完整切除较大病灶,术后难于明确病灶浸润深度,并且存在肿瘤残留率、复发率较高等技术缺陷,所以EMR仅限于分化型无溃疡形成的小于20mm的黏膜内癌。EMR主要分为非吸引法和吸引法。①非吸引法:黏膜下注射-息肉切除法;双钳道内镜注射-抓提-切除法;黏膜下注射-预切-圈套切除法(EMR-P)。②吸引法:透明帽法(EMR-C),套扎器法(EMR-L)(图5-5-1)。

ESD于2004年正式命名为内镜黏膜下剥离术。虽然该项技术发展很快,但还

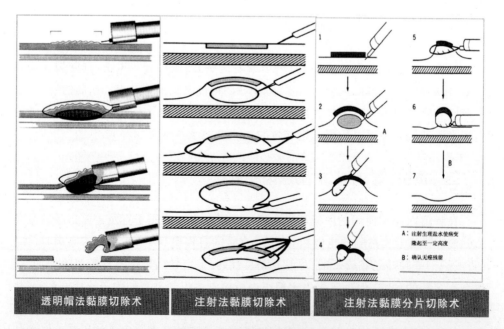

| 透明帽法黏膜切除术 | 注射法黏膜切除术 | 注射法黏膜分片切除术 |

图5-5-1　EMR分类(见彩图)

是要严格掌握适应证及禁忌证,施术医生必须经过严格的训练和培训。ESD的技术关键是:①切除部位的选择和暴露;②黏膜下注射使病变黏膜层与固有肌层分离并抬举;③选择适当的器械进行分离和切除;④并发症(穿孔、出血等)的处理。以上技术均会造成出血、穿孔,也可以造成溃疡,所以术后数周内应常规应用抑酸剂(图5-5-2)。

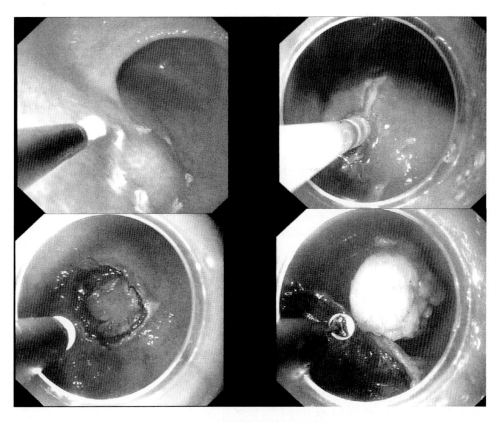

图5-5-2　ESD切除过程(见彩图)

第六节　异　物

一、简述

异物常见于儿童、有义齿的老人、醉酒者及精神失常患者,也常见于自残或犯人中。异物的诊断有时很明确:患者自述吞入异物或患者突然不能吞咽,而X射线检查证实患者体内存有异物。但有时诊断却不容易明确，一部分患者可能就没有记忆或没有意识到吞入异物，而且有些物体如骨头、饮料瓶盖等在X射线下又不能显示，因此保持对"特殊人群"高度警觉十分必要。常用的检查手段是胸腹部X光检查。在某些患者用水溶性造影剂做上消化道造影对诊断也会有帮助。但当存在完全性吞咽困难时上消化道造影检查就十分危险了，应予禁止。许多异物可以自行排出，但是在某些情况下，异物吞入数小时内积极地施行急救治疗是十分必要的。吞入异物的紧急治疗指征包括：患者不能吞咽唾液，尖锐物嵌顿，吞入纽扣式电池(此物在胃肠内可分解，并引起局部损害)。

二、内镜下取异物

(一)基本要求

目前用内镜取异物是优先的治疗选择。通常在静脉镇静下内镜取异物即可顺利完成，但是对于儿童或不能及不愿配合的患者，尤其是考虑到可能影响气道通气时，可考虑插管麻醉内镜。当考虑到异物有伤及食管的时候使用外套管可增加治疗安全性。但当异物嵌顿在环咽肌处及以上部位时通常优先考虑外科用硬式器械取出。

(二)异物尽早取出或处置指征

吞下异物的种类繁多到惊人的程度。食管内异物嵌顿应尽快取出。尖锐物(如打开的安全别针)最好先退入外套管内再取出(图5-6-1)，有时用硬式食管镜更为安全。大多数已进胃内的异物可自行排出，但有些例外的情况则要求尽早取出，其适应证如下：

(1)尖锐的物品造成穿孔(通常在回盲瓣)的概率为15%~20%，因此当其在食管、胃内或近端十二指肠就应取出。

(2)直径>2cm或者长度>5cm的异物一般不能自然排出，如有可能应该在胃镜下取出。

(3)纽扣电池如果已在胃内一般可自然排出，但应服用泻药，加速其排出，以免崩解中毒。

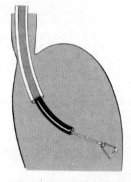
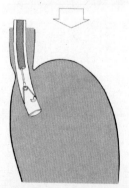

图5-6-1　取出安全别针

（4）对于做过幽门括约肌切开术的儿童，其胃内异物很少自然排出，需胃镜或手术取出。

（三）内镜取异物的原则

（1）确认取异物操作的必要性；

（2）取异物前考虑好操作方式、所用器材，在患者体外演练成熟；

（3）采用简单有效的方式方法；

（4）一旦需要，立即请外科会诊或麻醉医生辅助；

（5）取出过程中注意保护食管、咽部及气道，适时应用外套管或插管麻醉；

（6）取出尖锐异物时注意尽量避免尖锐端引起损伤。

以上原则是内镜工作者多年宝贵经验，相关工作人员要谨记遵守。

（四）几种特殊类型"异物"内镜处理

1.食物嵌顿

静脉注射胰高血糖素可以促进嵌塞食物排出。如有肉块嵌塞不主张使用嫩肉粉，因其可导致严重的肺部并发症，可在胃镜下使用圈套器、鼠齿钳或网篮取出。另外可采用外套管强吸引吸出，或用透明吸帽吸引法。但要注意不要在喉部将食团脱落。嵌塞数小时肿胀的食物团可用圈套器将其碎成小块，推入胃内，其过程要小心进行。如果有骨头或较硬物体（鱼刺、大枣核）嵌顿不可强行拉出，以免划伤食管引起穿孔出血，而是要轻轻越过，然后用镜端扩张远端的狭窄使其顺行胃内，或是解除嵌塞使其长径与食管纵轴平行，可通过套管安全取出。大多数食物嵌塞的患者有着不同程度的狭窄（可能是反流造成的良性狭窄或是舍茨基环），内镜医生应该在取出嵌塞的食物后检查和治疗狭窄。通常取出食物嵌塞的同时就可以做扩张治疗，但如果有水肿或者糜烂溃疡时应延期行扩张术。

2.胃石

胃石（图5-6-2）是动植物纤维状物质的聚合体，是在胃腔内特定环境下形成的，它们通常可能伴有胃排空延迟（术后狭窄或是排空障碍）。早期较松散的胃石（如红果结石）通过服用碳酸氢钠，可使其松散，但为时较久或是坚硬的结石（如柿石）用消化酶是徒劳无功的。若由于结石而形成的急性溃疡（一般数天内

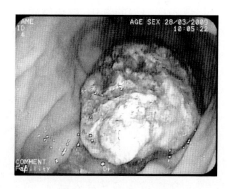

图5-6-2 胃石（见彩图）

即可形成),消化酶是禁忌的。仅用碳酸氢钠不能缩小胃石,只能用更加坚硬的钢丝制成圈套器来切割。切割要充分,否则大块的分割异物仍会嵌顿。胃石过于巨大或者分割失败患者不能耐受内镜下分割治疗者必要时仍需外科手术解决,在取出或分割胃石后还需抗溃疡治疗。

3.毒品

内镜医师应该注意不要试图取出用橡胶、塑料制品包装的可卡因或其他烈性毒品,不然一旦包装破损就会造成严重毒品中毒。外科手术取出毒品是最安全的方式。

4.带孔异物

对于有孔的异物如钥匙、戒指等可通过穿孔引线法取出。用活检钳衔住线头一端随镜进入,伸出活检钳牵线入孔,然后释放,在另一端再次钳住线头,回撤入内镜钳管,同时牵拉线绳体外端随镜撤出即可取出带孔异物(图5-6-3)。

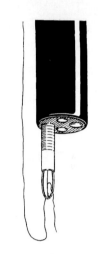

图5-6-3　穿孔引线法

(五)内镜取异物的技术要领

除上述提及的注意事项外,还应严格掌握取异物的适应证及禁忌证。对于尖锐嵌顿物品不能暴力拉出,应先将嵌顿物较松一端松动后解除嵌顿再取出;运用V字形屈曲位或抬高背部使异物位于胃中下部以利取出,钳取时一定力求牢固,选择好特定支撑点,对于嵌顿物体积较大、锐利而取出困难者或证实有穿孔者不要勉强用胃镜试取,应行外科手术治疗;位于咽喉及咽肌水平的异物应与耳鼻喉科医生合作,采用硬式喉镜取出异物。

取异物时要注意异物勿掉入气管内。对吞入橡胶、塑料制品包装的可卡因者,禁用灌肠或导泻的方法,以免破碎引起中毒。对于黏膜有损害的患者,应密切临床观察。对于不宜内镜取出的异物以及不透X线异物应每日进行X线透视以了解异物所处位置。透X线异物应淘洗每次大便以便检查异物是否排出。对于麻醉取异物者,必须在其完全清醒后才能离开医院。退出异物时尽量将异物靠近内镜不留间隙避免脱节,取出异物通过咽部时,助手可将患者头部后仰,使咽喉部与口咽部成一直线以利于异物取出。退镜发生损伤应重新插入内镜观察,必要时行止血治疗。

(六)异物取出常用附件

内镜医生除常备外套管外,也应常备几种取异物附件,如异物钳、三脚爪、网篮、圈套器等,并熟悉它们的使用方式。也可自行制造取异物附件或器械。

第七节　急性上消化道出血

一、概述

急性上消化道出血(呕血和便血)是常见危重病症,内镜下的诊治已成为该病症的主要诊治手段。急诊内镜是一项十分具有挑战性技术,它可使患者受益匪浅然而又有较高风险。内镜医生必须始终牢记患者的生命安全是首要问题,这不仅要求内镜医生富于经验、勇敢自信、判断准确,而且更要求内镜医生训练有素,熟练使用内镜器械,还要善于与专业护士密切配合。对于生命体征尚不平稳的患者应收入ICU病房严密监护抢救。对这类患者应格外谨慎使用镇静剂,并做好防误吸的措施。对严重的大出血患者应在插管全麻下进行内镜检查。

目前发明了许多不同内镜下止血技术,包括黏膜下注射肾上腺素、硬化剂、组织胶,套扎、热疗探头(热探头、双极或单极电凝、激光光凝、微波和APC)以及钛夹。最近又新出现了内镜下缝扎技术。尽管许多实验一直在比较不同技术方法的优劣,但真正决定治疗成功的主要因素可能是内镜医生的经验和对一些器械的熟练使用。激光光凝技术曾被寄予厚望,是因为其不与病变接触而更安全有效。但是近来有研究证实,来自注射或探头的直接压力产生填压和促凝作用,增大了病变区域内受累血管范围,进而止血效果比激光更佳(图5-7-1)。

急诊内镜的时间非常重要,但必须在患者生命体征平稳后才能进行,有时会推迟到第二天或更晚,但国内外都主张尽早进行急诊内镜(国内2009年《消化内镜诊治指南》要求在24~48h内进行)。因此内镜诊治团队必须准备充分,一旦复苏成功就应立即进行内镜诊治。

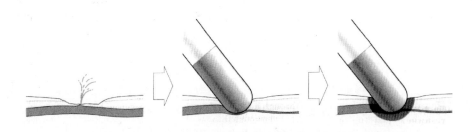

图5-7-1　探头的压力和促凝作用

二、急诊内镜的适应证

(1)持续活动性出血；

(2)食管静脉曲张破裂出血；

(3)鲜血便并可除外结肠疾病；

(4)上消化道出血会引起心血管异常的老年患者。

三、灌洗的必要性

胃和十二指肠的血凝块是影响内镜诊治出血的重要因素，如何将血凝块吸除将出血灶暴露清晰是进行内镜下诊治的重要一步。

即使使用大口径活检孔道的内镜进行胃灌洗有时也难奏效，可选择的方法是在内镜活检管道外附加一根吸引管进入胃腔，运用该吸引管和外吸引泵连接进行灌洗，但要注意头端吸引不要损伤黏膜及病灶。

应注意的是吸出血液是为发现病灶，故以能看清病灶可以治疗即可，及时止血治疗是我们的主要目的，不应一味追求胃腔的清洁。有时出血患者的病灶，即使胃腔没有完全排空也可发现，常规标准左侧卧位下血液血凝块多积聚在大弯侧及胃底。大弯侧病变一般少见，通过转动体位有时也可达到检查目的，但完全转向右侧卧位是危险的，误吸的可能将加大。

四、确认出血部位、明确病因

引起上消化道出血的病因已是众所周知，然而内镜检查也常发现许多患者不止一种病变(例如食管静脉曲张合并急性胃黏膜糜烂)，因此，对每一个出血患者，无论内镜首先看到了什么病变，都应该对食管、胃及十二指肠做全面检查以免遗漏病变。如果内镜检查中病灶有活动性出血或有特征性表现，如：黏附着血块的溃疡或可见裸露血管，即可确认为出血病灶。如果患者表现为呕血，上消化道内镜只发现了一处病变，尽管有时该病变并无前述出血特征表现，也可大致确认该处为出血病灶。但在临床实际工作中并非完全如此简单，如果患者仅表现为黑便或出血48h后再进行内镜检查，可能不会发现出血病变，因为一些诸如黏膜撕裂、糜烂等急性改变已经难以发现。对表现为黑便或出血48h后的食管静脉曲张患者进行内镜检查，同样道理，如果看到静脉曲张正在出血或有特征性出血表现可确认为出血病灶。如果没有这些表现,则不应随意认定为出血病灶。

五、食管胃底静脉曲张的治疗

(一)概要

对于近期有出血表现或正在出血的食管胃底静脉曲张患者来说,内镜止血治疗的作用是非常肯定的,然而预防出血的疗效尚存争议。对正在出血患者在治疗上是极富挑战性的,因为此时患者常很虚弱,并且内镜视野常不清晰。明智的做法是首先抬高床头(患者头高脚低位),三腔两囊管胃囊充气牵引压迫,降低门脉压及维持生命体征平稳,几小时后再行内镜治疗。如果仍难以行内镜治疗,替代方法是三腔两囊管持续压迫或经颈内静脉的肝内门体静脉分流支架置入。

食管静脉曲张的消除常常需要一系列治疗过程,并非一次即可的治疗,这一点内镜医师应牢记,并向患者讲明。内镜治疗应被视为患者整体治疗的一部分。目前用于镜下治疗较为成熟的方法有硬化注射、套扎以及两者结合,而钛夹止血、圈套勒扎最近也逐渐开展起来。

(二)硬化注射

硬化注射治疗已经历了数十年,其方法在多部专著、文章中已阐述,包括套管法、气囊法等,但目前多数专家更使用"徒手"法结合大钳道内镜及可伸缩注射针,穿刺时注射针平面与血管呈30~45°角为宜,保证注射针先端进入曲张静脉内。对活动性出血应该取出血点的肛侧血管内注射,无活动出血或红色征者应取食管齿状线上1~2cm为注射点逆向注射。每次1~4个注射点,初次注射每支血管以10mL左右为宜,一次总量一般不超过40mL / 人次,其后治疗依照血管的具体情况减少剂量。重复治疗时间为5~10天,以间隔7天为佳。硬化针准确刺入曲张静脉内是疗效的关键,并能减少并发症。然而一些专家认为静脉旁注射硬化剂同样有效,有时也的确难以分辨注射部位。但一定要注意,静脉内注入硬化剂时一般阻力小,因而注射量偏大一些;而静脉旁注射一般阻力大,注射量宜偏小,不然会产生较大溃疡,有可能增加远期并发症。如果注射停止在拔针后注射部位出血,可以简单地通过将内镜进胃内靠镜身压迫一会儿即可止血,如果是食管胃交接部也可通过反转镜身直接压迫止血(图5-7-2)。

(三)硬化剂

许多化学药可作为硬化剂,如1%乙氧硬化醇、5%乙醇胺油酸酯、1%~1.5%十四

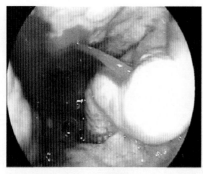
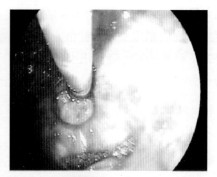
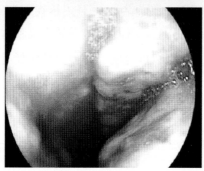

图5-7-2　食管静脉曲张硬化剂注射治疗(见彩图)

烃基硫酸钠等。国内目前常用1%乙氧化硬化醇(国内商品名为聚桂醇),既往的"鱼肝油酸钠"现已基本不用。硬化剂引起的局部损伤造成黏膜溃疡形成以及纤维化愈合过程产生对食管胃底静脉交通支的根除或包埋作用,进而消除曲张静脉,但应注意其有效性与溃疡形成及并发症常是并行的,有的溃疡甚至会导致狭窄的产生,应仔细观察患者病情转化过程。

　　对于胃底静脉曲张目前最通行的做法是组织粘合剂的注射(图5-7-3)。目前已有国产化组织粘合剂市售,俗称组织胶。该药特点是接触水即刻凝固,因此注射组织粘合剂需要医生、护士(或助手)密切配合,熟练使用"三明治"注射法(即碘化油-组织胶-碘化油法),选准部位,快速注射,及时退针,密切观察注射部位有无出血、渗血。这样就会有良好治疗效果而又不会导致

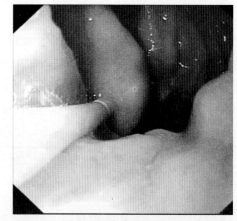

图5-7-3　胃底曲张静脉组织胶注射(见彩图)

胃镜被粘住而损害内镜。此外近年三明治注射法还包括有生理盐水夹心法等。经过多年实践证明组织粘合剂疗效显著，与硬化剂相比其在胃底静脉曲张中的作用更为突出。许多专家也将该技术用于食管胃底静脉曲张套扎或硬化后再出血的紧急补救治疗。

(四)套扎治疗

套扎治疗相对于硬化治疗来讲,因其很少引起溃疡和狭窄,操作简便,目前更为流行和普遍(图5-7-4)。这个装置的部件及使用方法、装配不必累述。其原理简单,将套扎器正面对准欲套扎的曲张静脉部位,将其吸入套扎器中,视野发红时,转动转轮手柄的牵拉牵引线,释放套扎橡皮圈终止吸引,可见橡皮圈套住静脉,形成球状隆起。然后依次向上每隔1~2cm螺旋式上升进行套扎。该套扎器同样可用于胃底静脉曲张及小溃疡如迪厄拉富瓦病(Dieulafoy病)。

(五)后续治疗

所有急诊内镜的并发症均可能在静脉曲张内镜治疗中出现,尤其是吸入性肺

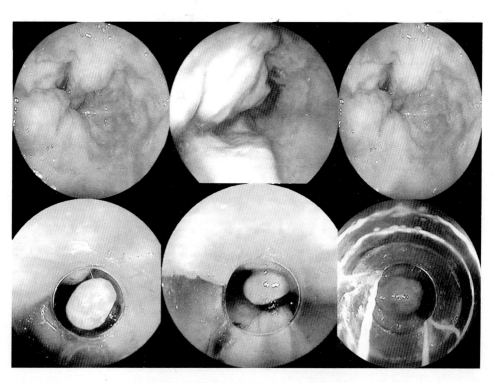

图5-7-4 食管静脉曲张的套扎治疗(见彩图)

炎等,患者经常有短阵的胸痛、吞咽痛和吞咽困难。患者术后几天进食软食,避免服用对食管刺激的药物或引起出血的药物,坚持服用抑酸剂。如果一周内再次出血可重复治疗,但如果择期治疗应几周后进行,即待前次治疗处黏膜基本愈合。迟发并发症为食管狭窄,这尤其是在硬化注射后常见。对于狭窄可使用常规标准方法小心扩张即可。

六、非静脉曲张出血的治疗

(一)概述

急诊内镜止血技术已成为上消化道非静脉曲张出血(nonvariceal upper gastrointestinal bleeding,NVUGIB)的首选方法,其适应证为:

(1)消化性溃疡(最常见);

(2)贲门撕裂综合征(Mallory-Weiss综合征);

(3)Dieulafoy病(图5-7-5);

(4)医源性出血(指各种治疗后的出血,包括活检后出血);

(5)血管畸形。

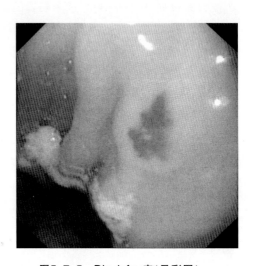

图5-7-5　Dieulafoy病(见彩图)

其禁忌证为:

(1)大量漏出性出血(如主动脉食管瘘、十二指肠瘘);

(2)弥漫性黏膜病变出血,如巨大血管瘤、毛细血管瘤、应激性溃疡等;

(3)大动脉出血(直径 > 2mm);

(4)合并穿孔的出血。

胃、十二指肠球部溃疡目前仍是常见的上消化道出血原因,但约80%溃疡出血会自行终止。内镜治疗就是针对有再出血可能的患者,再出血可能性的判断,一般是依据出血量、患者全身状态及有无内镜下特征性改变来判断。

(二)溃疡病内镜止血治疗指征

以下一些内镜下溃疡出血特征变化是选择镜下治疗与否的依据:

(1)活动性持续性出血或停止后又很快再出血(喷射状或渗血),其再出血概率为70%~80%；

（2）溃疡底部可见裸露血管，其再出血可能性为50%；

（3）干净溃疡基底部预示再出血可能性极小。

需要斟酌的是附着于溃疡的血块是否需要冲洗干净以观察溃疡底部是否具有上述特征，从而决定是否行内镜止血治疗。多数内镜医师倾向于高危患者应冲洗血块进而决定内镜止血治疗与否。目前有多个关于再出血风险判断指南，其中Forrest内镜下分级最为常用（表5-7-1），可供参考。

表5-7-1　Forrest分型及内镜下治疗指征

Forrest Ⅰ	Ⅰa 喷射性出血	需要
	Ⅰb 活动性出血	需要
Forrest Ⅱ	Ⅱa 血管裸露	需要
	Ⅱb 血凝块附着	需要
	Ⅱc 平坦红色或黑色基底	不需要
Forrest Ⅲ	溃疡基底洁净	不需要

（三）内镜止血方法

目前最常用止血方法包括注射、热探头、双极电凝以及它们的组合使用。止血钛夹的应用目前明显增多。

1.注射治疗

最常用的方法是用硬化注射针在出血点周边基底部注射1:10 000肾上腺素生理盐水溶液，每次0.5~1.0mL，总量最多可用至10mL。也有专家使用无水乙醇或无水乙醇混合肾上腺素或混合硬化剂注射止血。但用量更宜偏小。

2.热凝疗法

（1）热探头：该探头可提供持续250℃高温，首先产生局部填塞作用，然后可发出热能量传导，产生较牢固热凝效果。

（2）双极（多极）电凝：一般认为双极电凝更为安全，因单极电凝其作用深度不易控制。

（3）热凝疗法原则：这些治疗器件使用原则基本相同，如果可能尽量将探头或电极正向接触出血病变，因为当正在活动性出血时，探头的直接压力会使出血血管或供血血管血流减少进而增加了治疗效果。双极电凝及热探头均装配有冲水结构，这样可防止探头与组织的粘连。此外还有专家使用微波、射频等方法,也属于接触式热凝疗法,使用方法相同或相近。近年来较流行的激光、APC止血疗法,属于非接触式热凝疗法,有其特殊的优越性,其使用方法已在多篇文献中描述。

3.钛夹止血

金属夹特别适合小的溃疡出血(如Dieulafoy病)、贲门撕裂综合征,以及大的裸露血管。

(四)何时终止内镜治疗

镜下止血应根据所在医院、科室条件及技术能力开展,治疗中如遇较大困难,不应不断尝试而浪费时间,因为随着时间推移,治疗的风险也不断增大。对于某些患者、某些疾病,外科手术可能是更合适的选择。例如球后大溃疡出血常因为侵蚀了胃十二指肠动脉,这时手术是最佳选择。也有一些患者更适合血管介入治疗。正确选择治疗的方法是十分重要的。

(五)后续治疗

单纯的内镜治疗不能代替其他治疗,密切监护,继续其他治疗仍十分重要。如果再发出血或持续出血,应考虑进一步加强药物治疗抑或内镜再次治疗或血管介入或外科手术。只有病变完全愈合后,这些工作或预案才能终止。有些治疗对远期出血都可能有帮助,如根除幽门螺杆菌治疗可降低溃疡再出血率。

(六)血管病变出血的内镜治疗

所有内镜止血方法都可用于治疗血管异常,如血管瘤、毛细血管扩张,需要注意的是食管、十二指肠壁均比胃壁薄,故在食管、十二指肠行止血治疗时发生全层损害及穿孔的风险高于胃部。直径大于1cm的血管病变治疗时应特别小心,应从周边做向心性治疗,以避免诱发出血。双极电凝、热探头或APC治疗效果较好。

七、止血治疗并发症

最重要的内镜止血治疗并发症主要是肺误吸及诱发进一步出血。很难知道内镜诱发出血的发生率是多高,大多数出血是可以自行终止的。通过咽部吸引、头低位、气管插管等方法可减少肺误吸并发症。穿孔也是并发症之一,任何一种止血治疗都可能引起穿孔。穿孔原因多和止血方法使用不当有关,尤其在基底部仅有很薄的纤维组织包围的急性溃疡止血治疗时更易发生穿孔。

第八节　肠内营养

营养支持治疗是医学中重要组成部分,是临床治疗中必不可少的医疗手段。肠内营养分为肠道内营养(enteral nutrition,EN)及肠道外营养(parenteral nutrition,PN)。而消化内镜能够帮助临床医师实施肠道内营养。临时的支持需要喂饲管的置入,永久性的营养支持需要胃肠的造瘘(内镜下可以完成)。

一、喂饲管(或减压管)的置入

(一)通过活检孔道(钳道)法

用带有0.9mm直径的导丝的营养导管,通过活检孔道在直视下通过幽门,并将导管头端置于十二指肠悬肌(Treitz韧带)远端空肠上段,留置固定。

(二)并排通道法

这种技术适合喂饲管直径大于内镜活检孔道者,经活检孔道插入圈套器,用头端将喂饲管固定于内镜外,然后一起插入胃内,通过幽门达到十二指肠降段尽量接近屈氏韧带,圈套器松开,将喂饲管头端轻轻插入屈氏韧带远端空肠上段留置固定(图5-8-1)。

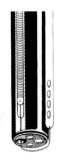

图5-8-1　并排通道法置入喂饲管

二、经皮内镜胃造瘘术

营养导管法因治疗时限短(几周),患者耐受差、痛苦大,且易引起导管脱出及吸入性肺炎,应用较少。而经皮内镜胃造瘘术(percutaneous endoscopic gastrostomy,PEG)则应用较多。

(一)适应证

凡各种原因造成经口进食困难引起营养不良者,而胃肠道功能正常需要长期营养支持者,均适合PEG。尤其是各种神经系统疾病,如脑干的炎症变性、肿瘤、外伤、脑部肿瘤手术后意识不清及脑意外者,全身疾病引起者及神经性呕吐、厌食者也可行PEG;严重的胆外瘘需将胆汁引回肠道者;长期需输液维持而反复感染者均适合PEG。

(二)禁忌证

(1) 口咽及食管完全梗阻不能进行内镜检查者;

(2) 大量腹水者;

(3) 腹内静脉曲张者;

(4) 有碍胃部施术的患者,如胃前壁癌,活动性巨大溃疡,严重胃食管反流者,幽门梗阻,胃肠瘘,胃大部切除后残胃位于肋弓下者,总之不能在腹前壁施术者均为禁忌;

(5) 凝血机制障碍者;

(6) 过于肥胖者作为相对禁忌。

(三)操作过程

1.拉线式置管法(图5-8-2)

(1)定位:均采用在内镜光线引导下的透光点,多为胃前壁中下部近胃角处,可用手指按压胃镜,直视下可见胃前壁有压迹来验证穿刺点。

(2)穿刺:穿刺点常规消毒局麻,小切口切开皮肤,分离至肌膜下,但勿损伤腹膜。用16~18号套管穿刺针垂直刺入胃腔,拔出针芯,用长约150cm的粗丝线经外套管放入胃内,拔出外套管。

(3)置管:在内镜直视下,用圈套器将胃内线头套紧,并与内镜一同退出。将丝线扎紧16号蕈状导管尾部, 涂润滑油后牵拉腹腔外另一端细线, 将蕈状导管经口咽、食管和胃逆行拉出腹腔,再次插入内镜,协助术者将蕈状头下面的橡皮面贴紧胃黏膜,然后用腹腔外橡皮塞固定导管于腹壁,注意不可过紧也不可松动。

2.腹部直接置管法(图5-8-3)

(1)定位、消毒、麻醉均同"拉线式置管法"。

(2)穿刺是用18号穿刺针垂直刺入胃腔,由针管放一导丝至胃腔,拔去穿刺针,沿导丝做一能通过14~16F特制扩张器的切口,至肌膜,在导丝引导下旋转扩张器,使之钻入胃腔内,拔去扩张器内芯留下外鞘。

(3)用12F或14F Foley气囊导管通过外鞘置入胃腔。注气或注水,使气囊胀大,向外牵拉导管使囊贴紧胃黏膜,将导管固定缝在皮肤上。

(4)此法仅需插入一次内镜。

(5) 为达到胃排空、胃肠减压又达到肠道营养的目的,防止反流发生,可在原来的蕈状导管或Foley导管内再附加一空肠喂饲管导入十二指肠远端。此过程可通过内镜或X光监测下完成。

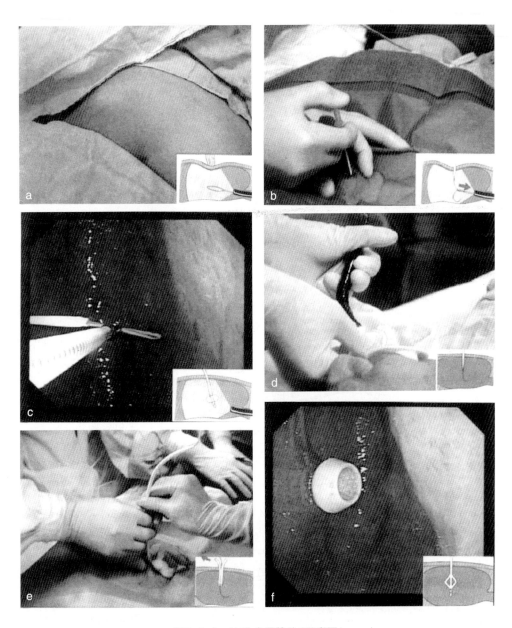

图5-8-2 拉线式置管法(见彩图)

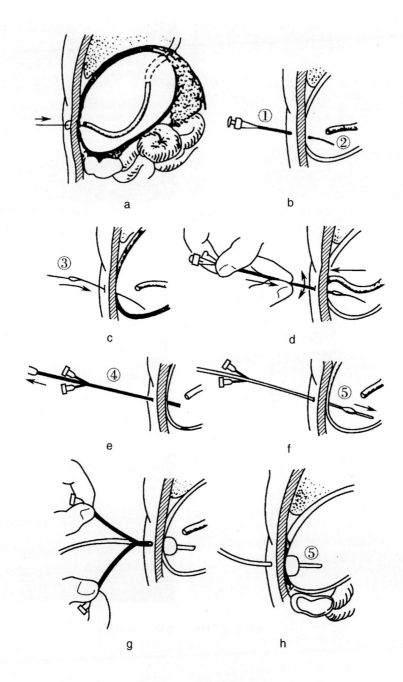

a　　　　　　　　　　b

c　　　　　　　　　　d

e　　　　　　　　　　f

g　　　　　　　　　　h

图5-8-3　腹部直接置管法

三、经皮穿刺内镜下空肠造瘘术

(1)适应证:主要适于胃大部切除或胃全切及食管空肠吻合术后,因解剖关系,无法行PEG但需肠道营养者。

(2)禁忌证同PEG。

(3)操作过程基本同PEG(图5-8-4)。

(4)经皮穿刺内镜下空肠造瘘术(percutaneous endoscopic jejunostomy,PEJ)可减少吸入性肺炎的风险,尤其是胃食管反流和胃轻瘫患者。

四、PEG和PEJ的并发症

(1)造瘘管瘘;

(2)造瘘口周围感染与脓肿;

(3)吸入性肺炎;

(4)造瘘管滑脱;

(5)坏死性腹膜炎;

(6)胃结肠瘘;

(7)出血、气腹及腹腔感染。

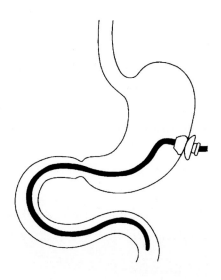

图5-8-4 内镜下空肠造瘘术

参考文献

1.Cappell, MS. Therapeutic endoscopy for acute upper gastrointestinal bleeding. Nature Reviews Gastroenterology & Hepatology. 2010, 7: 214–229.

2.李惠凯,令狐恩强.经口内镜下肌切开术治疗贲门失弛缓症的新进展.中华腔镜外科杂志(电子版),2012,5 :399–401.

3. Dumonceau, JM; Deviere, J. et al. Biliary stents: models and methods for endoscopic stenting European Society of Gastrointestinal Endoscopy (ESGE) Technology Review. Endoscopy. 2011, 43: 617–626.

4.Yamamoto, H. Endoscopic submucosal dissection –current success and future directions. Nature Reviews Gastroenterology & Hepatology, 2012, 9: 519–529.

5.Pediatric Gastrointestinal Endoscopy (guest editor VL Fox). In: Gastrointestinal Endoscopy Clinics of North America(series ed. Sivak MV). Philadelphia: WB Saunders, 2001.

6.Allum WH, Griffin SM, Watson A, Colin–Jones D on behalf of the association of upper gastrointestinal surgeons of Great Britain and Ireland, The British Society of Gastroenterology, and the British Association of Surgical Oncology. Guidelines for the management of oesophageal and gastric cancer. Gut, 2002, 50(Suppl V): v1–23.

7.李兆申等.胃肠道疾病内镜诊断与治疗学.北京:人民卫生出版社,2009:9.

8.Bhasin DK, MalhiNJS. Variceal bleeding and portal hypertension: much to learn, much to explore. Endoscopy, 2002, 34:119–128.

9.Leiper K, Morris AI. Treatment of oesophago–gastric tumors. Endoscopy, 2002, 34:139–145.

10.American Society for Gastrointestinal Endoscopy. Guideline for Management of Ingested Foreign Bodies. ASGE Publication 1026.American Society for Gastrointestinal Endoscoy,1995.

11.Rollhauser C, Fleischer DE. Nonvariceal upper gastrointestinal bleeding. Endoscopy, 2002, 34:111–118.

12.Wassef W, Rullan R. Interventional endoscopy. Curr Opin Gastroenterol,2005,21:644–654.

13.唐洁婷,房静远.非静脉曲张性消化道出血的内镜治疗.临床内科杂志,2004,21:294–296.

14.令狐恩强,刘吉勇,崔毅等. 消化道静脉曲张及出血的内镜诊断和治疗规范试行方案(2009).中华消化内镜杂志,2010, 1:1–4.

第六章

大肠镜的基本知识

第一节　简　史

　　1868年德国人Kussmaul用金属直管镜观察食管后，1895年美国人Kelly研制出带有闭孔器的长短不一的金属管式直肠、乙状结肠镜。1903年德国人Strauss研制成电珠照明附有注气装置的硬式直肠、乙状结肠镜，是近代使用硬式乙状结肠镜的原型，但观察范围仅30cm，患者痛苦大。随着1957年可屈式纤维光学内镜（美国人Hirschowitz研制的纤维胃、十二指肠镜）的问世，1965年日本丹羽宽文等开始大肠纤维镜的研发，1968~1969年日本Olympus光学公司研制成功可供临床使用的纤维结肠镜。直至1983年美国Welch Allyn公司将纤维内镜跃升为电荷耦合器件（CCD）摄像电子内镜并应用临床。1984年SivaK.M.V.Jr研发了电子结肠镜，近年电子内镜与其他技术设备结合研发出各种特殊功能的内镜（如超声、放大、NBI、共聚焦等），使内镜有了广阔的发展前景，为临床、科研、教学的发展做出了卓越的贡献。

　　但不管内镜设备如何更新发展，大肠镜检查中首先遇到的问题还是如何插镜送达盲肠及回肠末端的问题，即大肠镜的操作方法问题。经全世界内镜学者不懈努力和研制厂家不断改进大肠镜性能，到20世纪70年代后期，熟练的内镜医生送达盲肠成功率已达98%以上。在大肠镜插入方法上，分成以日本学者田岛为代表的双人操作法（two men method）和以美籍日人学者新谷为代表的单人操作法（one man method）两大派系。国内外学者一直在争论两种操作方法的优劣，但想统一成一种操作法看来是极为困难的，掌握不同方法的医生应互相吸取对方的优点来弥补自己的缺点，不断更新完善操作技巧，让各自掌握的插镜术发挥极致，服务患者，造福人类。

大肠镜的操作基础是田岛法、新谷法，但两种方法在操作学上没有多大的区别，都要遵循避免肠管过度拉长，不断缩短大肠长度即轴短缩法。

第二节　大肠镜检查的适应证、禁忌证及并发症

一、适应证

(1)原因不明的下消化道出血(尤其经过肛肠检查排除痔、肛瘘、肛裂等疾病的患者)；

(2)不明原因的腹泻、便秘以及腹泻便秘交替；

(3)不明原因的腹痛、腹胀；

(4)不明原因的结肠或末端回肠疾病的腹部肿块；

(5)不明原因的消瘦、贫血；

(6)钡灌肠检查发现结肠的病变需进一步明确诊断；

(7)原因不明的低位梗阻；

(8)需要大肠镜的各种治疗(如息肉切除、止血、扭转套叠复位、狭窄扩张支架等)；

(9)结肠病变的诊断及治疗(肠镜治疗或临床治疗)后的随访复查；

(10)临床普查及科研研究。

尽管大肠镜检查被视为金标准的检查，但有时低张气钡双重造影及大肠CT检查作为补充的辅助检查也是必要的。

二、局限性

(1)大肠镜检查如果按照程序严格执行对小病灶的发现可接近90%，但绝对不是100%，如结肠息肉在二次肠镜检查时可能找不到，甚至有时在进镜时发现的小息肉退镜时未能发现。

(2)尽管目前大肠镜检查技术达到回盲部的比率很高，但仍因为肠管准备不充分，肠道的狭窄、套叠等病变，患者的耐受以及个人检查技术等诸多因素导致少数人不能完成检查(全结直肠及末端回肠)。

(3)每一个内镜医生应注意潜在的盲点，有时会遗漏病变。

三、禁忌证

(一)绝对禁忌证

(1)急性腹膜炎；

(2)可疑结直肠穿孔；

(3)严重急性憩室炎；

(4)重度的结直肠炎(如溃疡性结肠炎)；

(5)中毒性巨结肠；

(6)严重心、肺、脑、肾衰竭(如急性心肌梗死、心力衰竭、严重心律失常、肺梗死等)。

(二)相对禁忌证

相对禁忌证是指可延期进行或在严密监护下尚可能完成者。

(1)大肠梗阻；

(2)近期心肌梗死、脑栓塞者；

(3)血压过高或过低；

(4)既往有过腹腔或盆腔手术,腹膜炎疑似复发或粘连者；

(5)肛门直肠有严重炎症或疼痛,如肛周脓肿、肛裂者；

(6)妇女月经期、妊娠期；

(7)高热；

(8)不合作者,肠道准备不良者。

四、并发症及意外事件

(一)肠壁穿孔

肠壁穿孔的发生率平均为0.17%~0.9%,其诊断及息肉切除治疗发生率几乎相等。多因常规检查肠镜不按操作原则进行,如不循腔进镜、暴力滑行、注气过多、解袢手法不当、活检过深等引起,当然也有适应证选择不当、肠道准备不充分而勉强施术、乙状结肠冗长而引起。若有严重溃烂或坏死的结肠,穿孔要大于预期,高压力充气会使憩室穿孔。

行肠镜治疗时多因息肉切除过深,注射抬举不充分,套取周围黏膜或切除息肉时与周围的肠壁点状接触电流过大,电凝切的治疗指数不当使电凝电流过弱,通电时间过长,息肉的牵拉度不当,电流过强,机械切割后残蒂留取过长、二次处理或病灶出血处理过度所致。

穿孔一般分为急性穿孔和延迟穿孔,腹腔内肠壁穿孔和腹腔外肠壁穿孔(后腹膜穿孔,皮下气肿发生)。

腹部X线检查对肠壁穿孔诊断极为重要,大肠镜检查术后行X线透视检查实属必要。为避免检查时间过长,对老龄患者、虚弱患者或使用镇静剂者可实施预防性的鼻导管吸氧,用CO_2注气多可避免意外发生。

(二)肠道出血

肠道出血的发生率约为0.55%~2%,比穿孔更常见。发生部位多在直肠及乙状结肠,一般保守治疗可控制,危险性小于穿孔。其发生原因多为:滑镜撕裂,原有病变黏膜变脆,擦伤出血或咬取活检部位选在血管显露处,咬取组织过大过深,患者血凝障碍没能很好控制;再者就是治疗电流过强,凝固不足使息肉切除后中央血管未凝固充分,或机械切割,或电流过弱,电凝过度,残蒂焦痂脱落延迟出血,患者治疗后的过度活动。另外其他一些治疗如EMR、ESD等也有出血可能。按出血发生时间分为:

(1)即发出血:发生在肠镜检查和治疗时的出血;

(2)早期出血:发生在24h内的出血;

(3)迟发出血:发生在24h后的出血,如息肉电凝切除术后残端焦痂坏死脱落,创面出血。

(三)肠系膜、浆膜撕裂,脾门撕裂

若以上情况引起腹腔出血,临床可出现腹膜刺激征(压痛、肌紧张、反跳痛)、腹部移动性浊音出现 、肠鸣音减弱以及休克症状。X线检查(结肠脾曲下降、左膈抬高),左下腹腔穿刺(不凝固血液)有较大诊断价值。

(四)肠绞痛与浆膜炎

膈下游离气体是否出现以及局部检查的体征的严重程度都是与穿孔相鉴别的重要手段。

(五)肠系膜牵拉综合征

患者多表现为恶心、呕吐,面色苍白,心跳加快,血压下降,随时间推移症状可逐步缓解,即可诊断为肠系膜牵拉综合征。但要注意排除穿孔或低血糖症、心肺急症。

(六)心血管呼吸系统并发症

心跳过缓或过快,甚至早搏出现,停止检查可恢复。但原有心脏病可诱发心肌梗死及心脏骤停、呼吸抑制。

(七)服用泻药的并发症

患者虚脱,腹痛,腹胀,个别者出现脑血管疾患。

(八)气体爆炸

罕见,要注意内镜治疗时忌服甘露醇这样产气体的泻药。操作时可多做镜下气体交换,多可避免。

(九)其他

黏膜灼伤,肠梗阻,肠套叠,乙状结肠扭转。

五、并发症的处理

(一)肠壁穿孔

腹腔内肠壁穿孔确认后应立即剖腹手术,千万不可拖延时间,以免形成化脓性腹膜炎。根据穿孔情况选择修补或肠段切除术。若穿孔小,术中不能发现时可行术中肠镜协助查找穿孔位置。腹腔肠壁外穿孔可采用保守治疗。患者需禁食或流质饮食,静脉补液,应用抗生素,注意密切观察,一般1~2周后穿孔即能愈合,后腹膜及皮下气肿能自行吸收消失。

(二)肠道出血

按出血量可分少量出血和大量出血。少量出血无需治疗,大量出血需要立即处理。处理方法分为:镜下治疗;保守治疗;手术治疗。对于即刻出血者行大肠镜下止血术,对于早期及延迟性出血可再次镜下止血或保守治疗,对保守治疗或镜下止血失败者可行手术治疗。

1.内镜下止血术

(1)局部药物喷洒:去甲肾上腺素8mg+生理盐水150mL,插入喷洒管局部喷洒止血,或孟氏液5~10mL喷洒止血。

(2)局部注射止血:在出血部位局部注射1:10 000肾上腺素溶液,要注意注射深度和速度。

(3)凝固止血:可用热探头、微波、激光等方法。目前氩离子凝固术(argon plas-ma coagulation, APC)应用较多。因其不直接接触创面,不易堵塞导管头端;且不会因为导管离开而粘掉焦痂引起再出血;此外其止血快,无氧化和不产生焦痂,尤其是可有效控制凝固深度且无汽化,故不易穿孔;另外产生烟雾少,视野清晰。但对于较大出血和较快出血,止血效果不如普通电极和热活检钳凝固效果好,APC处理后的创面有再出血可能。APC止血不是绝对安全的。

(4)机械止血:金属钛夹止血。

2.保守治疗

(1)维持血容量:静脉输液包括晶体液(平衡液、盐水)、胶体液、羧甲淀粉及必要时输血。

(2)止血药物:酚磺乙胺(止血敏)、卡巴克洛(安络血)、对氨基苯甲酸(PAM-BA);严重者可用垂体后叶素(10~20u)+(100~250mL)葡萄糖溶液中,0.5~1h内快速滴完,但易引起剧烈腹痛和血压升高。对高血压冠心病患者应酌情使用,注意用药浓度和速度。

(3)保留灌肠:温热淀粉糊300mL+去甲肾上腺素8mg或稀释10~15倍的孟氏液300mL保留灌肠。

(4)密切监测患者生命体征及出血情况。

一般出血停止后12h才停止治疗,再观察48h。保守治疗失败者应采取手术治疗。

(三)肠系膜、浆膜撕裂及脾门撕裂

腹腔内出血一旦确诊应立即手术,做撕裂修补止血或脾切除,有失血性休克者应采取抗休克治疗(包括输血),无腹腔出血者可行保守治疗,观察数日即可。

(四)肠系膜牵拉综合征,肠绞痛

采取对症治疗,严重者可胃肠减压,输液支持。治疗浆膜炎可观察数日,多可自愈。

(五)心肺系统疾患

一旦出现相关症状可停止大肠镜的诊治,若出现心搏骤停或呼吸抑制可立即实施心肺复苏术、纠正水电解质酸碱平衡、心电监护等相关抢救治疗。

(六)气体爆炸

这种情况罕见,一旦发生,可全面综合抢救,但大多患者会立即死亡。

(七)其他

服用泻药出现虚脱者可立即输液支持;引发脑血管病变者可立即行头颅CT检查,按照脑血管病变原则处理。低血糖者可口服含糖食物,必要时静脉推注高渗葡萄糖。肠梗阻(扭转、套叠等)应行胃肠减压支持治疗,可重新大肠镜复位治疗。若患者出现外科急腹症体征,必要时应手术治疗。

尽管肠镜的检查和治疗的并发症发生率和死亡率极低,但我们在进行肠镜检查的过程中要尽量避免并发症及意外发生。除严格掌握禁忌证和适应证外,还要依赖熟练的操作技术。我们要警觉患者的反应,疼痛是唯一的警告,在施行静脉麻醉下,肠镜诊疗时患者的轻微呻吟声可能相当一个非静脉麻醉患者的尖叫。麻醉药品大量重复给予是危险的。应该学会正确判断何时终止肠镜的诊疗,而不是一味坚持强行完成检查和治疗。一旦出现并发症应保持头脑清醒,迅速采取相应的抢救措施,全力以赴维护患者的生命。

第三节　大肠镜诊治准备

一、患者的术前准备

(一)知情同意书

肠镜检查和治疗前获得充分的知情和患者的同意是必不可少的,尤其是检查目的、程序、益处、注意事项、潜在并发症及意外,以及抢救及补救措施等均要告之并签署知情同意书,如本人不能完成签署,务必由法定授权委托人完成。法律委托书的签署也是必须完成的。

(二)饮食准备

检查或治疗前3天患者要少渣饮食,术前1天必须进食无渣、低脂细软流质或半流质饮食。便秘者应于前3天给予缓泻剂或动力药,以排出滞留在肠道内的宿便。上午进行诊疗者应禁食早餐,下午诊疗者当日早餐可进半流质饮食,对于一些老人和不耐受饥饿者或自愿不进食者可食用糖水、巧克力或静注50%葡萄糖,以防低血糖发生,糖尿病患者肠镜诊治尽量安排上午为好。

(三) 肠道准备

首先应让患者了解肠道准备的必要性及重要性,并让其知道肠道准备的程序步骤。肠道准备的好坏会直接影响肠镜诊治的质量。

1.聚乙二醇电解质散剂清洁肠道法

这是近年临床上应用较为广泛的方法。该方法的优点包括:聚乙二醇电解质散剂(舒泰清、和爽)清洁肠道效果佳,高效,快速清洁肠道仅需4h;安全、不脱水,保持体液平衡,不破坏肠道正常菌群,不损伤肠道黏膜,不产生可燃性气体;服用较为方便;恶心、呕吐、腹胀、饥饿感、腹痛及乏力等不良反应少。

清洁肠道的机制:溶于水后的散剂成等渗溶液,与胃肠道黏膜之间水、电解质的净交换基本为零,因而可以保持排便或冲刷、灌洗肠道前后机体的水、电解质平衡。聚乙二醇4000和水分子结合形成较稳定的氢键,进入肠道后,使肠道内容物的水分不被结肠过分吸收,从而起到润滑肠道、软化粪便、使肠道内容物体积增加、作用于直肠压力感受器而排出大便,促进结肠恢复正常生理运动的作用。

舒泰清与和爽均为聚乙二醇电解质散剂,二者在功效上类似,仅规格上不同,配制方法也略有区别,下面分别对舒泰清、和爽作简要介绍。

舒泰清为复方制剂,由A、B两剂组成。A剂含聚乙二醇4000,13.125g;B剂含碳酸氢钠0.1785g、氯化钠0.3507g、氯化钾0.0466g。

和爽有两种规格:规格Ⅰ:68.56g/袋,其中含氯化钠1.46g、无水硫酸钠5.68g、氯化钾0.74g、碳酸氢钠1.68g、聚乙二醇4000 59g;规格Ⅱ:137.15g/袋,其中含氯化钠2.93g、无水硫酸钠11.37g、氯化钾1.48g、碳酸氢钠3.37g、聚乙二醇4000 118g。

(1)舒泰清的配制及用法

1)配制:取本品A、B两剂各一包,同溶于125mL温水中成溶液。

2)服用方法及用量:每次250mL,每隔10~15min服用1次,直至排出水样清便。最多口服3000mL。

(2)和爽的配制及用法

1)配制:将本品全部溶解于水,搅拌均匀。规格Ⅰ(68.56g/袋)配制成1L的溶液。规格Ⅱ(137.15g/袋)配制成2L的溶液。

2)检查当日给药:当日早餐禁食(可以饮水),预定检查时间大约4h前给药,其中服药时间约为3h,排空时间约为1h。

3)检查前日给药:前日晚餐后禁食(可以饮水),晚餐后1h给药。前日的早餐午餐应该吃残渣少的食物,晚餐应进食流质。

4)用量:成人1次量约2~4L,以每1h约1L的速度口服,在排出液变为透明液体时可结束给药。每次服药时应尽可能快速服完。总给药量不能超过4L。

（3）注意事项

1）开始服药1h后肠道运动加快，排便前患者可能感到腹胀。如有严重腹胀或不适，可放慢服用速度或暂停服用，待症状消除后再继续服用直至排出水样清便。

2）当服用约1L后仍未排便时，在确认没有呕吐、腹痛之后才可以重新给药，并密切观察，直至排便。

3）服药前3~4h至手术或检查完毕，患者不得进食固体食物。高龄者生理功能低下，给药时应减慢速度，边观察边给药。

（4）用药禁忌：肠道梗阻、肠穿孔、胃潴留、消化道出血、中毒性肠炎、中毒性巨结肠患者禁用。对各组分过敏者禁用。

2. PEG液（polyethylene glycol 聚乙二醇）清洁肠道法

这是近年来广泛使用的一种方法，因PEG液不被肠黏膜吸收对体液几乎无影响，属纯渗透型口服清洁剂，不产生有害气体。对心、肾功能也无明显影响，故适用于高龄患者，其肠道清洁能力较强。

患者检查前日仍可进食低渣食物，但检查前晚餐尽可能在21时之前结束，并避免吃带核的水果或豆类、叶菜，应食低脂的、细软的半流质（如藕粉、米汁）。

PEG液仍在内镜检查治疗前4h服用。一般2000mL即可，前1000mL应尽快在1h内喝完。服药后15min至1h后开始排便。观察大便性状，若呈淡黄色液，说明已可以进行肠镜诊治。若服药PEG后1h仍无排便应立即采取措施。对于口服2000mL困难者，可于当晚和清晨各服1000mL，也能起到类似效果。补救措施包括：

（1）120mL甘油灌肠；

（2）若排除含有粪块的稀糊状便时，应再用500mL温盐水高压灌肠或追加服用1000mL的PEG液。大便性状的观察或追加补液或灌肠是保证肠镜检查和治疗的重要措施。

3.甘露醇法

检查前2~4h饮用20%甘露醇250mL，10min后接着速饮5%糖盐水或MG3液500~1000mL。糖盐水饮入速度越快，量越多，清肠效果越好。常于服药后0.5~1h内开始排便直至排出清水后即可检查。甘露醇入小肠后，被吸收而提高肠液的渗透压导致渗透性腹泻。开始为糊状便继而排出粪水，最后为清水。本法清洁肠道效果同电解质液，且饮水量较小，易为患者接受。但是甘露醇在结肠内可被细菌分解产生可燃的氢气，如果行高频电凝切术有引起爆炸的危险，不适用于高频电治疗的肠道准备。如果行高频电凝切术、激光及微波治疗时，术前反复用CO_2等惰性气体在肠道内置换，在电凝切的肠段反复抽气、注气10余次即可置换出氢气，则可保证安全。如肠内积水较多,注气时易产生气泡影响观察时,注气时镜头端应避开液面,或是加入除泡剂常可避免。

4.磷酸钠法

口服相当于半量磷酸盐灌肠,与聚乙二醇电解质液进行对比,其效果相同且更被患者所接受,因为摄入量只有90mL。但必须同时饮入至少1L其他透明液体(如水、果汁、啤酒等)。

目前尚没有大型试验可证明对患者更易接受和更有效的其他肠道清洁剂,如番泻叶、硫酸镁液,芒硝等。

5.电解质液体法

1000mL开水中加入氯化钠6.14g、碳酸氢钠2.94g、氯化钾0.75g。检查前2~3h患者自饮,在20~60min内(50mL/min速度,越快越好)通常饮完1000~2000mL即开始排便,直至排出清水即可行大肠镜检查治疗。此种方法属高渗透法,对肠黏膜无刺激,无炎性反应。有些单位配制电解质粉20g、加水1500mL也可起到上述电解质液效果且服用液量较少,故更易被患者接受。

6. 番泻叶法

用番泻叶10~20g,沸水500mL冲泡,共用1000mL代茶饮,多于检查前日21点服用,2~3h开始腹泻,大便可有少量黏液,患者可有腹痛、恶心、乏力等不适。番泻叶对大肠黏膜有刺激作用,可引起黏膜充血,易与结肠炎混淆,应注意分辨。

7.改良的Brown法

Brown于1961年提倡废除灌肠法而采用适当饮食加盐类及刺激性腹泻剂的清洁肠道法,作为钡灌肠造影前的准备,近年日本一些医院将Brown法改良用于大肠镜的诊疗中,而在我国应用不多。

8.儿童的肠道准备

儿童的肠道准备,大量的肠道清洁剂是不易接受的,甘露醇可能会引起恶心、呕吐。

(1)婴幼儿用甘油灌肠法(检查前一天晚上甘油灌肠一次,检查当天于检查前的3h及0.5h前先后甘油灌肠两次,即可检查)。

(2)年长儿童可口服泻药者,检查前一天进少量少渣饮食,睡前服用柠檬酸硫酸镁溶液50~250mL,或半乳糖溶液20~50mL,检查前4h禁食,用甘油灌肠或温开水高压灌肠。对口服泻药困难者或限制饮食者,检查前4h禁食,反复进行甘油灌肠或温开水高压灌肠(多田法)。国内有些医院主张无论患者大小,均于检查前6~8h口服蓖麻油,检查前2h,温开水洗肠(剂量和清洁灌肠方法按小儿具体情况而定)。如患儿有高磷血症,禁忌磷酸盐灌肠。对患有结肠炎的儿童肠道准备就复杂一些,要注意患儿的身体状况,保持水电解质平衡。

(四)药物

1.镇静和镇痛(参照第三章第七节)

(1)预约大肠镜检查和治疗时应向患者说明和解释全过程(含药物的使用)。包括口头交流和书面材料。检查前的安抚可以平息大多数患者的紧张情绪。

(2)由于个人的疼痛阈值很难预计,个人的忍受能力也不相同。对于少数敏感患者或耐受能力差患者可个体化给予镇静剂,使其处于半麻醉状态,往往可以顺利完成大肠镜检查和治疗。但70%~80%的患者可不用镇静剂即可完成肠镜的诊疗。

(3)大肠镜的检查疼痛多在乙状结肠或降、乙交界处,且疼痛的时间是短暂的(20~30s),配合适当的体位转换和娴熟的技术,患者仅感有些腹胀或想排气,一般均能耐受。不用镇静剂患者,大肠镜检查后即可马上回家。反之需要恢复,有个别患者出现健忘,需要人陪伴送回家,不能自行骑车或驾车。若重度镇静的患者往往不能完成检查,更易出现并发症。应用镇静剂的患者在检查中出现的烦躁不安、呻吟甚至面部表情变化,都是需要内镜医生所应注意的。

(4)镇静药物可有静脉麻醉药和镇静药,前者包括丙泊酚、氯胺酮、依托咪酯及部分巴比妥类药物如硫喷妥钠和甲己烷巴比妥钠。多数巴比妥类药物和苯二氮䓬类(地西泮和咪达唑仑)属于镇静药。以上药物除氯胺酮外均无镇痛作用。用于无痛或镇静时需加用镇痛药,主要是阿片类药物,如芬太尼、阿芬太尼、吗啡和哌替啶等。

2.静脉镇静

理想的镇静剂具有较强镇痛作用,但无呼吸抑制或后遗症。患者在大肠镜检查中会感到舒适,患者可在检查中改变体位配合检查,检查后恢复较快。

目前最接近理想的方法是通过静脉留置针予以静脉输液给药,其药品为咪达唑仑或地西泮或低剂量的阿片类药物如哌替啶等。苯二氮䓬类药物有助于抗焦虑、镇静;而哌替啶有助于镇痛,用后有一种欣快感。一般情况下予以小剂量的此类药物。初始应缓慢滴入,并注意观察患者的意识状态和对话能力。一个小的初始启动剂量使医生可能在通过乙状结肠时预判肠镜检查的难易度以及患者的疼痛敏感性。近年苯二氮䓬类的拮抗剂一直被广泛应用,但该药并不能拮抗安定的呼吸抑制作用,因此不可过于相信。

3.解痉

在大肠镜检查时,可用抗胆碱能药物消除痉挛对抗肠道牵拉引起的心动过缓、保持气道干燥,但其并非常规用药。检查前可肌注溴化丁基莨菪碱(解痉灵),其药效持续时间为20min左右,但个体差异很大。若需要细微观察或治疗时可追加用药。

对于患者有青光眼、缺血性心肌病、前列腺肥大症等疾病时,禁用解痉灵而改用胰高血糖素0.5~1mg(11u),其药效发生快但持续时间短。

4.抗生素

大量研究表明,在肠镜插入乙状结肠时需氧和厌氧菌被释放到血液中,伴有腹水或腹膜透析者肠镜检查后可诱发腹膜炎,故对高危患者、免疫力低下者、严重中性粒细胞减少或重病患者,在检查前应该合理使用抗生素。一般检查前1h口服氨苄西林、庆大霉素80mg,对青霉素过敏者可用万古霉素代替。儿童可按体重比例口服阿莫西林、庆大霉素。对肠镜检查会引起感染高风险者持续应用抗生素是可取的。

5.笑气吸入

笑气,即一氧化二氮,是一种吸入性镇痛麻醉剂,其对呼吸系统无刺激,对心、肺、脑及肝、肾也无不良影响。笑气吸入还具有一定的抗焦虑作用,患者在意识清醒的情况下明显减轻痛苦。此外,笑气吸入容易定量,作用迅速,30~50s即产生镇痛作用,停止吸入2~4min大部分即可经肺排出体外。笑气浓度大于50%为镇痛,浓度大于80%才有麻醉作用,因此浓度不超过70%时无需专业麻醉师。近两年,国内部分三甲医院开始尝试使用笑气系统开展无痛胃肠镜检查。相比静脉镇静,笑气价格低廉,对呼吸循环系统影响小,可能是一种方便、安全的无痛胃肠镜检查方法。目前在国内较少应用,经验尚待积累。

二、操作者准备

(1)详细全面了解病史,明确检查目的和需要做什么治疗。

(2)对患者全面状况进行判断。用适应证和禁忌证的原则判定患者是否适合检查和治疗;操作者能否完成检查和治疗;对患者服泻药后的排便情况作判断,是否会影响进镜和观察,必要时应采取补救措施以便完成诊治。

(3)对于相对禁忌证患者应针对患者的具体情况做好各种应对措施,包括请相关科室医生协助诊断监护(如心血管、呼吸科、麻醉科等医生),并做好监测设备及抢救设备和药品的准备,以应对意外情况及并发症。

(4)安慰患者,取得患者信任。

三、助手(或护士)的准备

(1)检查和调试内镜、设备及各种治疗的配件,以保证肠镜检查和治疗顺畅实施。

(2)核对检查者的相关资料(如病历,知情同意书签署与否,一般资料与患者是否相符)。

(3)检测氧气通道是否通畅,吸引装置是否正常,以及监测系统及抢救设备、药品是否完备。

第四节 设 备

一、大肠镜

大肠镜与胃镜的设计以及结构基本相似,只是更长、更粗些,角钮更加灵活,头端弯曲部要长于胃镜,而且弯曲角度更大、更灵活,以便在肠腔中的急性转弯处避免损伤肠黏膜。

当前电子结肠镜已取代纤维结肠镜,这使得肠镜检查可容易获得清晰的图像,且持久耐用,熟练的肠镜操作技术可控制和改变肠管的弯曲度,通常使用130~140cm的中等长度的电子内镜即可到达回盲部,甚至部分末端回肠。165~180cm长的大肠镜可适合高大或肠管冗长的患者。乙状结肠镜一般70cm长,在只进行乙状结肠、直肠检查者使用时更方便。小儿大肠镜直径9~10mm,可以用于2~3岁的婴幼儿的大肠镜检查,有时在成人用于常规大肠镜不能通过的狭窄或吻合口的大肠镜检查,它们往往更容易通过术后粘连或憩室病变严重的部位。小儿大肠镜弯曲部更灵活,更易察觉到不易发现的息肉。

目前电子肠镜和其他技术和设备的结合使用,使大肠镜和胃镜一样,拓宽了其标准肠镜的功能和用途。如超声肠镜、放大肠镜、荧光肠镜、红外线肠镜、核磁肠镜、窄谱肠镜、染色肠镜、共聚焦肠镜,正在研发的示踪肠镜和"爬行"肠镜。肠镜除在诊断方面优势明显外,在治疗方面也已取得突飞猛进的进展。如息肉切除、狭窄扩张及支架置入、黏膜病变及早期肠癌的EMR、ESD治疗,还包括一些功能的测定,大肠测压和肌电的诊断研究。

二、附件

胃镜中各种应用配件在大肠镜中也广泛应用。如活检钳、圈套器、网篮、球囊扩张器、支架释放器、硬化剂注射针头、细胞刷、冲洗导管以及热活检钳、EMR及ESD用的各种电凝刀、激光、微波、APC等等。

三、二氧化碳注气

少数肠镜医师使用二氧化碳注气,不仅用于肠镜治疗中的气体置换,还用于常规肠镜检查中。从患者的角度看,这种注气是值得肯定的。

四、仪器故障排除

详见第二章第四节"设备维护"。

参考文献

1.Wu, J; Hu, B. The role of carbon dioxide insufflation in colonoscopy: a systematic review and meta-analysis. Endoscopy, 2012, 44: 128–136.

2.Coe, SG; Wallace, MB. Colonoscopy: new approaches to better outcomes. Current Opinion in Gastroenterology, 2012, 28:70–75.

3. Waye JD, Rex DK, Williams CB. Colonoscopy. Oxford: Blackwell Publishing, 2003.

4. Bell GD. Premedication ,preparation and surveillance. Endoscopy 2002,34:2–12.

5.徐富星等. 下消化道内镜学.上海:上海科学技术出版社,2011.1.

6.Pohl J,Lotterer E,Balzer C,et al.Computed virtual chromoendoscopy versus standard colonoscopy with targeted indigocarmine chromoscopy:a randomized multicentre trial.Gut,2009,58(1):73–78.

第七章

大肠镜的诊断技术

第一节　大肠镜操作的基础理论

现代大肠镜操作的基本原理是轴保持短缩即镜身直线化。当前大肠镜操作的基本方法包括以田岛(Tajima)为代表的双人操作法和以新谷(Shinya)为代表的单人操作法。但随内镜诊治技术的发展,两种方法均有很大的改进。改良的双人操作法已成为当今双人操作法的主流,单人操作法也备受推崇。但无论单人操作法还是双人操作法,今后仍需不断改进和完善。目前考核术者的水平标准分成四级:Ⅰ级,循腔进境;Ⅱ级,由脾曲达横结肠时拉直缩短肠轴;Ⅲ级,达降结肠后拉直缩短肠轴;Ⅳ级,达直肠、乙状结肠交界处时就开始缩短肠轴。

一、大肠解剖学特点

直肠、降结肠、升结肠是腹膜外和间位器官,短直且固定。乙状结肠和横结肠是腹膜内位器官,系膜长且迂曲,在腹腔内有很大活动度和伸展度。乙-降交界、脾曲、肝曲在游离肠祥间形成三个锐角固定点,是肠镜插入最难通过的部位。直肠和盲肠也是固定的但不成锐角,且相对较短,是肠镜较易插入的部位。

二、操作原则

单人操作法和双人操作法在原则上是一致的,主要有以下几个方面。

(1)循腔进镜:要熟练掌握循腔的技巧,判明肠腔方向,进镜不能过猛过快。

(2)轴保持短缩法:操作过程中要使肠镜以直线通过每个皱襞,大肠中有5个固定部位,即直肠、SD(乙状结肠、降结肠)交界处、脾曲、肝曲和盲肠,连接它们之间的直线也就是从直肠到盲肠的最短距离,同样可以看做是肠镜的纵轴。保持肠镜的纵轴和大肠的纵轴一致化是短缩法的精髓,实质就是保持镜身直线化。

(3)适量注气:少注气并经常吸取多余气体、液体,使肠弯曲部角度变钝有利于镜端通过。

(4)熟练定位:适时变换患者体位,熟练掌握通过各部位的方法。

(5)准确判断结袢、解袢和防袢的技巧。

(6)保持清晰的视野:尤在治疗时,使病变暴露在利于治疗操作的最佳位置。

三、观察原则

运用熟练的操作技巧将肠镜送至回盲部甚至回肠末端固然重要,而详尽的对大肠各部位仔细观察及对病变部位的重点观察是十分重要的。

(一)防盲观察

所谓防盲观察是指运用各种方法将所有的肠壁全部观察到,防止盲区出现。为此观察时应做到:

(1)进镜和退镜均应仔细观察。一般进镜是沿着肠系膜对侧肠壁进入,退镜是沿着肠系膜侧肠壁退出,故进退镜观察可以相互补充减少盲区,尤其是急转弯处黏膜更应仔细观察。

(2)退镜时要缓慢,肠腔应适当扩张,使肠腔四周黏膜尽量显示清楚。保持在同一视野中最佳,若观察不清或退镜时肠腔快速滑脱,应反复进镜退镜并利用吸气或给气及体位变化、角钮调节等手法使每处肠腔黏膜纳入视野之中,不可遗漏增加盲点。

(3)进镜时发现病变应确定位置(单靠进镜时的深度是不准确的),必要时可以用美兰标记,以便退镜时重点反复仔细观察,但不应用活检方法标记,以免局部出血影响继续观察,当观察终止时才可做组织活检。

(4)滑镜时也是观察。

(二)不同部位的关注点

(1)直肠肠腔最宽,皱襞肥厚,应尽量观察皱襞背面,癌在直肠也是好发的,故对黏膜一些细微的改变也应仔细观察,无论是隆起或是凹陷糜烂的病变。出镜时要缓慢,可发现肛瘘口、肛裂及肛乳头、痔等病变,在直肠壶腹内的U型翻转可观察直肠下段与肛管移行处病变。

(2)乙状结肠是大肠最迂曲及活动度最大的肠段,肠镜不易通过,也是最易漏检的部位,所以应通过吸注气、变换体位、反复进退镜及角钮调节配合等方法,对此段肠管充分扩展显露以发现病变,减少盲点。

(3)降结肠短直,呈圆筒状或圆钝的等边三角形。升结肠短直,多呈等边三角形,但该部位多有粪水及粪质,清洁度较差且皱襞较深,故在此处应注意一些病变被掩盖,必要时应冲洗或多角度观察以发现皱襞后的小的扁平状息肉及病变。

(4)横结肠较冗长,皱襞隆起较高,结肠袋深,所以应逐段观察,注意皱襞后面隐藏病变,要注意退镜时快速滑脱,可反复进镜观察。

(5)肝脾曲为大肠转角固定处,进镜时不易见到肠腔,故在滑镜时注意观察,见到青蓝色黏膜为其特点,肝曲较脾曲明显。退镜时因肠管被拉直,该处观察更为有利。

(6)回盲瓣形态多变,要注意其表面变化,尤其是瓣后病变,易被粪水掩盖或遗漏。阑尾开口形态及有无红肿、粪石、分泌物流出等均应仔细观察。尤其是疑有炎症性肠病、肠结核者。

(7)末端回肠是小肠疾病的好发部位,目前已成为大肠镜检查的常规部分。要注意淋巴滤泡及其他病变的区别,如炎症性肠病、肠结核、肠肿瘤等。

(三)不同病变的关注点

1.隆起性病变

首先要确定部位、形态、颜色、数量、大小、性质、周围有否浸润、合并情况以及是否存在副病变及其与主病变的关系。大肠病变(尤其小病变)容易遗漏,必要时可用染料或钛夹定位。大小可用活检钳张开口径为基准进行测量判断或用简易圆盘法(气球剪成6mm的圆盘,活检钳送往病变处测量)。对可疑肿瘤病变,要注意有否浸润,表面有否溃疡糜烂,有否卫星灶,对息肉病变应注意大小、有无蒂、表面糜烂分叶等改变及有无癌变征象。若疑为黏膜下病变或是小隆起性病变往往需要放大、染色(染色内镜、NBI、FICE等)或超声内镜的帮助才能确定,并判断是否需要活检。一般对黏膜完整的可疑良性肿物,可考虑切除后将大体标本送病理检查。对可疑恶性病变可考虑活检定性。

2.凹陷性病变

首先也是确定其部位、形态、深浅、大小、色泽、有无周边浸润、周边隆起情况、凹陷处底部状况、有无血痂及活动性出血、凹陷周边黏膜状况等。对可疑恶性病变应活检定性。对可疑早期癌者可通过染色内镜、NBI、放大内镜或超声内镜等帮助诊断。由于没有具体标准且观察者判断标准不一,对浅表溃疡和糜烂肉眼有时很难区分。另外也要注意凹陷病变基底和隆起性病变的顶端凹陷部分,注意有无糜烂和溃疡形成(如平滑肌肉瘤可有顶端溃疡形成)。

3. 狭窄性病变

应确定狭窄性质(如炎症性肠病、结核、肿瘤、外伤、手术后等),狭窄的部位、形状、是否外压改变、对称与否、内镜能否通过、狭窄处黏膜改变、是否触之易出血、有无分泌物等,有时需要细径肠镜或超声内镜以及活检的帮助才能定性。

4. 炎性病变

应观察部位、形态、范围、色泽以及是否合并糜烂、溃疡。颜色深红表明有充血,皱襞肥厚说明有水肿,黏膜苍白说明黏膜间质细胞浸润或黏膜下层纤维化。皱襞消失、肠腔狭小表示黏膜下层纤维化。少量注气或轻微镜头碰触即出现黏膜出血,间接代表黏膜间质水肿或黏膜脆性增加。表面溃疡形状以及周边黏膜状况即可判断炎症的性质。

5. 活检规则

活检往往是确定病变性质的金标准,如何活检至关重要。首先活检是在肠镜诊断基础上完成的,对病变的仔细观察才能确定活检的方式、部位、方向及深度、活检工具等,并根据患者条件(凝血指标、有无服用抗凝药、血液病等)来确立活检的最佳时机。一般隆起的癌变或息肉均应取其癌变始发的头端,对凹陷病变应取其隆起边缘,对基底过深活检易引起出血或穿孔。因肠腔活动多变,多采用带刺活检钳咬取标本。

第二节　双人操作法

随着消化内镜操作的快速发展,在传统的双人操作法基础上,形成了一种优于传统方法的新型操作法即改良双人操作法。其精髓就是无需X线透视,术者通过用左、右手协调控制大小角钮(上、下、左、右),在肠腔内使肠镜先端部完成顺时针(右旋)或逆时针(左旋)的旋转而无需旋转镜身。吸取过多的气体(或液体),改变先端部的角度,缓慢边旋转边退镜,使肠管短缩套在镜身上,使大肠轴保持直线状态。因此镜身就会保持自由活动状态。该方法使术者不受助手的影响就能自行感受旋镜阻力,而且根据肠腔弯曲走向的程度,完全自控调节先端部进镜和旋镜角度。通过用口令或镜身指令掌控助手,就能自如地通过各种弯曲和不明性质的襻圈。因此,这种方法不仅能顺利迅速完成大肠镜的常规检查,而且还能在严重的粘连或各种襻结的情况下完成各种特殊内镜(如超声内镜、染色放大内镜、窄带成像内镜等)检查及各种治疗(息肉切除、止血、EMR、ESD等)。

一、患者体位

改良双人操作法的体位要求:一是不强调始终左侧卧位完成大肠镜检查,更不可以结袢后才改变体位,造成患者不必要的痛苦及解袢难度;二是要求在了解体位变化会带来肠腔积气变化的基础上,不同部位的进镜采取不同卧位,将利于完成进镜过程及各项镜下操作(表7-2-1)。

表 7-2-1　插入部位的基本卧位和应用卧位		
插 入 部 位	基本卧位	应用卧位
直肠(R)	左侧卧位	
乙状结肠(S)	左侧卧位	
乙-降交界部(T)	左侧卧位	←→仰卧位→右侧卧位
降结肠(D)	仰卧位	
脾曲(DT)	仰卧位	
横结肠(T)	仰卧位	
肝曲(TA)	仰卧位	←→左侧卧位→右侧卧位
升结肠-盲肠(A.C)	仰卧位	←→左侧卧位→右侧卧位

二、操作要求

(1)术者:一般站在患者足侧,应有一定拉镜空间。监视屏或副屏最好放在患者头端或是术者和助手均能看到的位置(图7-2-1)。术者左手放在与胸齐平的高度,用左手掌、无名指及小指握住肠镜的操作部,食指负责操控送水送气钮、吸气钮及图像固定钮、特殊功能钮。左手拇指及中指控制大角钮。右

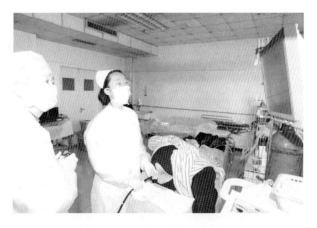

图7-2-1　双人操作法的站位

手拇指和食指负责控制小角钮及各种治疗器械的插入和操作。当镜端插入直肠后,术者协调左、右手调控各种按钮,运用左、右手控制大小组合钮,指挥助手进镜及退镜,在肠腔内完成镜身旋转并部分靠身体带动镜身的旋转协助进镜,嘱患者变化体位。必要时指挥助手手法防袢,以完成肠镜各部位的检查并将所见图像保留在电脑中。若进行治疗,指挥助手协助完成各种操作和保留图像。诊疗结束后,术者将根据诊治过程所见及保留的图像完成大肠镜报告,并负责术后患者的治疗(或告知临床医生术后注意事项及治疗建议)。若发生并发症,术者应负责处理,包括和各科医生的沟通和协助处理。

(2) 助手:肛门指诊确定无狭窄梗阻后,用左手拇指和食指将肛门分开,然后用右手握住已涂有润滑剂的先端部,用持笔式将肠镜插入肛门口,缓慢配合术者充气,将镜端插入直肠内(图7-2-2)。对于因精神紧张而肛门口过紧的患者,可通过语言安慰,食指轻柔刺激来使肛门口松弛。对于因肛裂、瘘管等疼痛刺激者可用利多卡因棉球塞肛片刻,即可插入镜端。助手可用一大块纱布包住镜身,在术者指挥下进退镜身。术者退拉镜身时助手应给予轻度抵抗力,以防止用力过猛拉出。除进镜时握紧镜身外,一般情况下右手应放松镜身以便术者旋转镜身,左手应及时了解结袢情况及辅助防袢。助手在术者指挥下完成各种器械的插入和操作以及并发症的处理。助手或第二助手还应将术后患者送回观察室(复苏室),将用完的肠镜进行初步清洁处理,送往洗镜室并取回已消毒的肠镜,安装并测试各种功能或是准备治疗所需配件,为下一位患者使用作准备。

(3) 双人操作法强调术中术者和助手的默契配合,当双方配合达到熟练时,术者持镜身的动作就是对助手的指令。

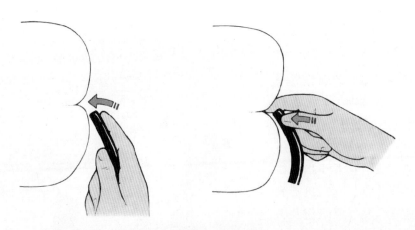

图7-2-2　插镜方法

三、实施方法

(一)循腔进镜技术

循腔进镜是最基本的进镜原则。进镜中需要轻柔，随时调整角度使镜端处于肠腔中央，且在肠腔微开时进镜为宜。要准确判断肠腔走向，注意有无袢的形成。在锐角弯曲处，应在辨明走向时短距离滑进，在进镜过程中，弯曲部不宜过度弯曲，以避免产生"手杖现象"，使进镜传动力不能达到镜端而传至贴近镜端的肠壁上，这样不仅使进镜受阻且易引起穿孔。易产生手杖现象(图7-2-3)的部位是在直-乙交界部，降-乙交界部，肝曲、脾曲及横结肠中部。

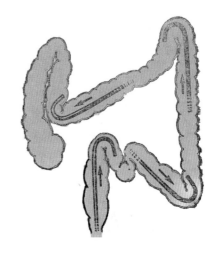

图7-2-3 手杖现象

(二)适当注气与反复抽气(抽取过量气体技术)

适当注气才能扩张肠腔，便于发现和观察病变，而过度充气就会引起肠腔过度扩张延长，弯曲角度变锐，患者腹胀、腹痛，镜身移动受阻，导致进镜困难。术者应经常观察腹部情况，反复抽吸多余气体及液体，保证在肠管微开状况下进镜，此时肠管缩小、肠壁变软、肠腔变细、缩短、弯曲角度变钝有助于肠镜的插入(图7-2-4)。过

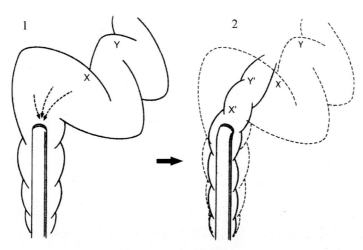

图7-2-4 吸引的效果

多的液体存留会使肠管扩张延长,弯曲角度在重力影响下变锐。这种注气量的调控配合角钮调节才能协助回转穿行技术及肠轴短缩技术的实施。

(三) 肠轴短缩技术

此技术是保持大肠轴和镜身纵轴一致化的核心技术,通过缩短肠管套叠在镜身而使弯曲的肠管取直,以保持大肠镜以最短的距离达到盲肠(或回肠末端),无论单人操作或双人操作均通过各自手法完成肠轴短缩。这一核心技术是通过以下各种技术的有机结合来实施完成的。下面是双人改良操作法的实施。

1. 钩拉、拉直技术(图7-2-5)

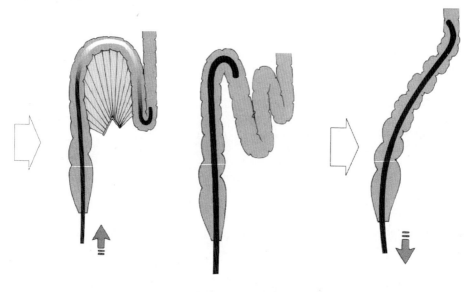

图7-2-5　勾拉技术

这是除袢的基本手法,适合各型袢的解除。确立结袢后,先端越过皱襞,调节角钮使先端部弯曲扣在皱褶上,然后缓慢后拉镜身直至头端稍滑动为止,肠管缩短拉直套在镜身上。有时确立肠袢形成后,调节角钮使镜端置于肠腔中央,并对准肠腔走向,镜端处于自由状态,然后直接后拉镜身,利用袢曲的杠杆作用,使镜端前进,直至后拉镜端稍后退为止。这种拉直技术往往还可以配合旋转镜身(包括角钮调节技术和旋镜)解除各种类型的袢圈。

2. 右(左)旋缩短技术

双人操作法可通过组合角钮调节法配合身体带动镜身的转动,使镜端向右(左)旋转、后退、拉直使肠管缩短,解除肠袢而处于生理状态(图7-2-6)。

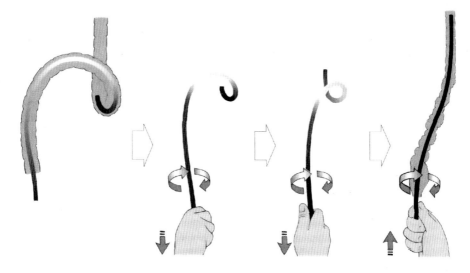

图7-2-6　右旋缩短技术

3. 快速往返进退镜技术（Jiggling技术）

此技术是一种将肠管缩短直线化的技术，通过快速的进镜和退镜来回抽动镜身(3~10cm)使肠管缩短均匀套在镜身上，以取直肠管获得镜身的"自由感"。改良双人操作法，术者和助手的默契配合也可顺利完成此项技术，但切忌盲目粗暴进镜，进退镜距离要根据具体情况而定(图7-2-7)。

4. 回转穿行技术

在敏锐判断肠腔方向的基础上运用角度调节、旋镜、抽吸空气三种方法穿行弯曲皱褶的一种通过技术。角度和旋镜的完成在改良双人操作法中通过角钮调控即可完成。通常将镜端越过一个弯曲后，下一皱褶往往位于相反方向，故而越过一个

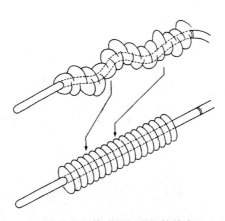

图7-2-7　快速往返进退镜技术

弯曲部后立即向相反方向调节角度和旋镜就能顺利通过皱褶，以此连续的操作就能保持镜身在肠腔中接近直线的以最短距离通过每个皱褶。这与滑雪运动的绕行滑降极为相似，故而命名回转穿行技术(即蛇形通过技术)。完成的要领是保持镜端和肠壁的适当距离(图7-2-8a、b、c)，在适当吸气下使镜端不要触碰弯曲部迎面肠壁(视野全红)，但也不能过度退镜(镜端会从弯曲部退出)，故要求镜端稍越过肠管内角皱褶，镜端稍向腔内旋转，使镜端压迫内角皱褶使之变钝，同时又能看到前面的肠腔，即保持镜端恰能越过一个皱褶的适当距离，以同法越过下一个皱褶(图7-2-9a，图7-2-9b)。术者通过调节气体、角钮调节、旋镜，助手密切的配合，即可完成肠腔弯曲的顺利穿过。

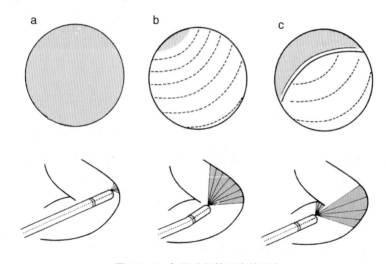

图7-2-8　与肠壁保持适当的距离

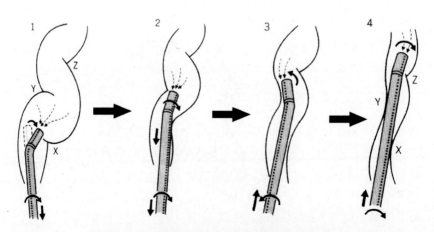

图7-2-9a　回转穿行技术:弯曲部的基本穿行技术

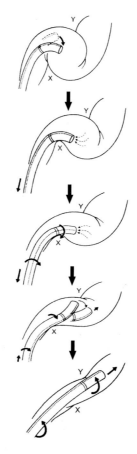

图7-2-9b　回转穿行技术:弯曲部的基本穿越方法

5.组合角度调控

(1)基础操作:术者左手环指和小指握持操作部,拇指和中指控制上下角钮(大角钮),食指控制送气、水钮和吸引钮等;右手拇指和食指控制左右角钮(小角钮)。通过上下左右组合角钮的协调调控使镜先端部完成不同角度的旋转。

以顺时针为例:

0°(时钟12:00)	大角钮向上方旋转	小角钮中间位
45°(时钟1:30)	大角钮向中间位旋转	小角钮向右旋转
90°(时钟3:00)	大角钮向中间位旋转	小角钮旋转至右侧
135°(时钟4:30)	大角钮向下方旋转	小角钮向中间位旋转
180°(时钟6:00)	大角钮旋至下方	小角钮旋至中间位
225°(时钟7:30)	大角钮向中间位旋转	小角钮向左旋转

270°(时针9∶00)　大角钮旋转至中间位　小角钮旋转至左侧

315°(时针10∶30)　大角钮向上方旋转　小角钮向中间旋转

360°(时针12∶00)　大角钮旋转至上方　小角钮旋转至中间位

若先端部角度需大于360°仍然可继续操作。逆时针旋转由360°至0°可按以上方法逆行操作。

(2)实际操作

1)不旋转镜身但要依靠术者左、右手调控大小角钮,组合运动完成内镜先端的旋转角度协助进镜;

2)靠身体带动镜身的转动(左右各90°,共180°)来协助进镜;

3)根据肠腔弯曲度大小调控先端部角度以利进镜,一旦通过弯曲部要及时将先端部角度回复原位或中间位;

4)取直肠管,保持肠轴的缩短要适当,抽吸多余气体,调控先端部旋转角度,边旋转边退镜,缓慢退镜拉直,使大肠轴保持在直线状态。

6.识袢、解袢和防袢技术

(1)识袢

1)进镜的距离与先端部推进距离不等,或是进镜时先端部不移动;

2)先端出现“矛盾运动”,即术者在进镜过程中先端部不进反而后退,多为结大袢的表现,这是结袢的绝对指征;

3)镜身“自由感”减弱或消失,在来回抽动镜身的距离缩小(<5~7cm)或根本不移动也提示袢形成(单人操作法此感觉最为明显);

4)镜身插入距离大于取直肠袢后的距离。一般取直肠腔后乙状结肠移行部距肛门20~25cm,脾曲40cm左右,肝曲60cm左右,盲肠70~80cm。若进镜距离大于上述相应部位距离时,提示肠袢形成;

5)进镜受阻,患者痛苦,腹痛加剧往往提示结袢;

6)腹壁灯光显示与进镜部位往往不符合,甚或消瘦者可见腹壁出现肠型,甚或触及镜身也提示肠袢形成。

(2)解袢:通过钩拉拉直技术、Jiggling技术以及适当体位及吸引的配合下,完成各形袢曲的解除。

1)N袢的解除方法:N袢大约占52.7%,一般乙状结肠较短时易形成N形袢,当然过RS部观察到肠腔不断向右侧展开时,可采用边右旋(顺时针)边退镜的方法(可运用角钮组合调节协助完成),当明确镜端达到降结肠时拉直镜身后进镜(图7-2-10)。

2)α袢的解除方法:当乙状结肠冗长时较易形成α形袢、P袢、反α形袢等各种袢形,甚至会结成少数的复杂袢形,如双α袢、双反α袢等(图7-2-11)。当越过RS部

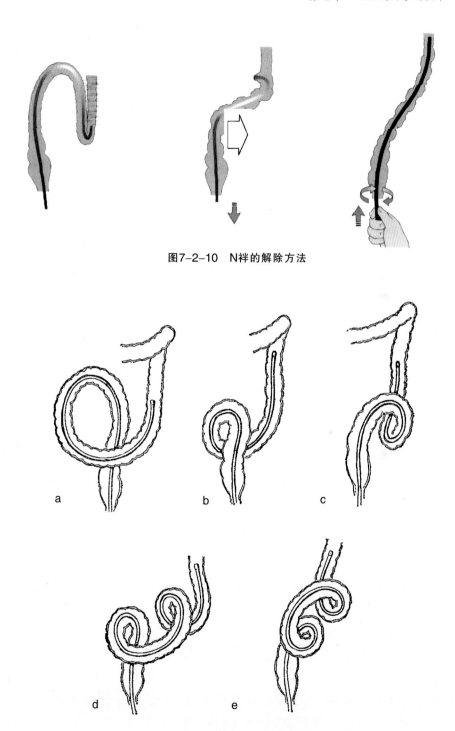

图7-2-10　N袢的解除方法

图7-2-11　α袢的几种类型

后肠管不断地向左侧或右侧大幅度延伸，镜端不断远离SD部而向前方腹腔内伸展，不同的袢曲就会形成，需解袢处理。肠腔不断向左扩张就会形成α袢。α袢的解除方法如下(图7-2-12)：

①当镜端达SD交界部拉直镜身退至20~30cm处；

②通过角钮调节和逆时针旋转镜身形成一个逆时针的弯曲，此时SD交界部的锐角变钝；

③继续顺时针方向插镜即可行成α袢进入降结肠；

④镜端通过乙状结肠后，便顺时针旋转镜身且后退拉直镜身，α袢解除；

⑤循腔进镜顺利抵达降结肠。

3)反α袢的解除方法

①同α袢解除，拉直镜身退至20~30cm处；

②调节角度钮形成一个顺时针的小弯曲，顺时针(右旋)旋转镜身；

③继续顺时针方向插镜即可形成反α袢进入降结肠(或P形袢)；

④镜端通过乙状结肠后，便逆时针(左旋)或顺时针(右旋)旋转并后退拉直镜身，反α袢(或P袢)解除；

⑤循腔进镜顺利抵达降结肠；

若逆时针翻转不能成功，可改为顺时针方向转位，继续插镜可形成后位α袢进入降结肠然后逆时针旋转并后退拉直镜身，后位α袢解除，循腔进镜顺利抵达降结肠。

4)解除肠袢的注意事项

①解除袢的过程实质是一带袢进镜的过程，故动作要轻柔切忌粗暴，在解袢过程中如有阻力或患者感觉疼痛时应终止采用的解袢方法，可更换其他方式，强行解袢会引起肠系膜撕裂、肠穿孔。

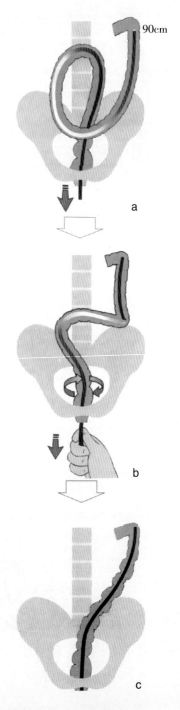

图7-2-12　α袢的解除方法

②少数乙状结肠冗长者可形成更复杂的袢,这需要通过多种方法,如钩拉、拉直、快速往返进退镜技术等完成肠袢的解除。拉直缩短肠管,适当的吸气和体位变换也是必不可少的方法,只有在必要时可重复使用这种带袢进镜技术(如过去称为α反转法)。

③此类解袢的特点就是不将镜端插到一定的深度,肠管就无法缩短。而这一适当深度就是触到乙状结肠顶部(即SD交界处),若越过此界限就会引起肠袢的继续扩展。另外旋镜要适度,避免过度旋转。

④肠袢解除后要注意防袢再形成(如下面所述)。

5)乙状结肠冗长及术后粘连者的解袢注意事项:对过于冗长或有术后粘连者即使后退镜身也难以使肠管变直缩短,并常有抵抗感,强行插入会引起患者剧痛。此类患者开始就应反复抽吸气体而尽量避免肠管扩张,同时应把动作控制到最小幅度。

(3)防袢

1)手法防袢

① 腹部压迫法:当袢已解除镜身拉直后,镜端对准肠腔,吸出过多气体,使腹壁松软,然后令助手双手或单手按压腹部适当部位,防止继续进镜时袢圈再度形成。如乙状结肠防袢可按压左下腹部,横结肠防袢则按压脐上部(图7-2-13)。手法

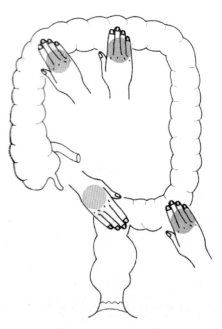

图7-2-13 手法防袢

防袢应注意袢圈没完全解除,镜身仍有弯曲时,不要用力挤压以免损害镜身甚或引起肠管穿孔、破裂。

② 顺时针旋转镜身法:拉直镜身后重新进镜时稍顺时针旋转镜身,可部分预防再结袢。顺时针旋转可使镜身的螺旋弹簧管处于"绷紧状态",增加镜身硬度,镜身变直,减少袢圈形成。

2)器械防袢:滑管法和钢丝探条法,因易损坏肠镜且易引起肠穿孔,故目前已极少采用。

(四)辨别肠腔走向

因大肠弯曲多,变异大,操作过程中不可能始终看清肠腔,因而准确判断肠腔走向是通过弯曲部的重要步骤。

1.根据皱襞形态辨别走向

(1)弧形皱襞(图7-2-14):肠腔总是位于横行弧形皱襞凹面中心的后方。如弧形皱襞位于视野下方,肠腔即弯向下,若位于视野左上方,肠腔即向左上方。一旦镜端越过皱襞数毫米,即调节角钮使镜端弯向皱襞凹面中心方向推进即

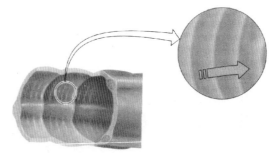

图7-2-14 弧形皱襞(见彩图)

可通过弯曲部,重新见到肠腔。若镜端弯向皱襞凹面中心方向时,可在肠腔对侧又见到另一个类似的皱襞,此时可重复上述操作,使镜端弯向下一个皱襞方向,一旦镜端越过皱襞即调节角钮使镜端弯向下一个皱襞凹面的中心方向,即可顺利通过。若未越过皱襞弯曲镜端,就会只见皱襞未见肠腔,应调节角钮退回原位重新操作。

(2)闸门样皱襞(图7-2-15):在肝、脾曲下方,常见一条粗而直的横皱襞,位于弧形皱襞的后方,呈闸门样覆盖于横结肠或升结肠入口处,此皱襞可完全关闭入口亦可呈"鱼口状",此时应将镜端越过弧形皱襞,调节角钮使镜端经两皱襞之间插入。

(3)纵行皱襞(图7-2-16):在肠腔急剧弯曲处有时可见一纵行皱襞,斜行指向弧形皱襞的凹面后方,其直接指向肠腔入口处。当镜端越过弧形皱襞后,调节角钮使镜端沿纵行皱襞指引的方向推进,常可通过弯曲部看清肠腔,故有人又称其为引导皱襞。

(4)花瓣状或旋涡状皱襞聚集(图7-2-17),肠腔关闭或痉挛时多见此情况。少量注气指向聚集中心即可使肠腔开放,若仍不开放,可使镜端对准中心缓慢推

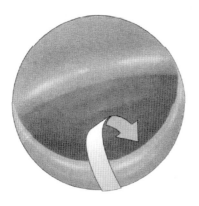

图7-2-15　闸门样皱襞(见彩图)

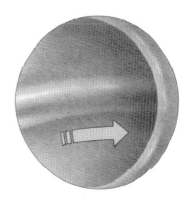

图7-2-16　纵行皱襞(见彩图)

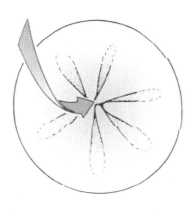

图7-2-17　花瓣状皱襞(见彩图)

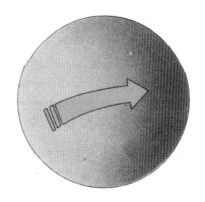

图7-2-18　根据肠黏膜反光判断肠腔走向(见彩图)

进即可通过。此情况频繁出现时,可肌注山莨菪碱(654-2)5~10mg,解除痉挛后继续进镜。

2.根据肠黏膜反光判断肠腔走向(图7-2-18)

(1)弧形反光:呈环状排列的环状肌位于黏膜下围绕肠腔,当光线投向黏膜表面时,环状肌构成的黏膜嵴上引起弧形反光,通常在光线最强处可同时观察到多个平行的光弧。术者可通过一个小光弧的位置和方向推测出一个完整的圆圈,镜端指向圆圈中心,推进镜端常可通过弯曲见到肠腔。

(2)反光强弱:在肠腔弯曲部可根据反光强弱来判断肠腔走向,通常接近肠腔弯曲部的黏膜反光较暗。

(五)进镜部位判定

大肠镜最困惑的问题之一就是定位不准确性。在常规的大肠镜检查中往往判断镜端到达的位置或采用的一些判断方法是错误的。若外科医生获得错误信息并按此确定手术计划,那么内镜医生的定位错误会导致灾难的后果。造成定位不准的原因主要是:

(1)进镜的距离不准确:因为结肠的弹性使得进镜距离和镜端实际的所在位置不符,如已进镜70cm,而镜端可能还在乙状结肠、盲肠或任何部位。退镜时结肠将被拉直缩短,因此判断的距离可能是一个近似的定位。盲肠约70~80cm,横结肠约60cm,脾曲约40cm,降、乙状结肠交界约30cm,这是肠镜插入最成功的长度。

(2)进镜解剖定位不准确:大约50%可发生定位错误。当乙状结肠呈持续α或N形袢时,大约25%的内镜医生判断镜端在脾曲,实际它在降-乙交界处。当脾曲下移时,镜身达40cm,约20%内镜医生错误认为镜端在乙、降结肠交界处。

(3)肠腔某些标志不可靠:结肠腔及皱襞的形状,结肠袋深浅甚至黏膜的颜色,血管的搏动等在大肠镜下的这些标志并不十分可靠。如常态下直肠为3~5条半月形皱襞,横结肠多为倒置三角形,降结肠多为圆筒状,然而降结肠有时看起来呈三角形,横结肠有时呈圆形。肝曲的深蓝色有时也会出现在脾曲或乙状结肠。乙状结肠(左髂总动脉)横结肠(主动脉),升结肠(右髂动脉)均可见到搏动,当没找到回盲瓣这唯一明确的解剖标志时,就会造成定位的困难。

(4)靠腹壁透光点或是注水来定位不可靠:如横结肠的长期下垂,其内就会有大量液体。透光点在后髂窝可能是盲肠,但也不能完全定论,因乙状结肠成袢或横结肠下垂也有类似的效果。

(5)肥胖患者腹壁触诊不可靠:一般情况下,当患者升结肠或盲肠与腹壁贴近时触诊对定位有所帮助,但肥胖患者凭此定位不可靠。

综上所述,进镜部位的判断主要是根据进镜距离,退镜并取直镜身后的距离以及根据肠腔内各部位的标志特点,腹壁上的亮光以及手指按压触摸多种方法综合谨慎判断才能定位合理准确。

(六) 避免病变漏诊

鉴于前述情况,在结、直肠进镜检查时发现的一些息肉(尤其小息肉)或一些其他病变时,在允许的情况下最好立刻治疗,而避免退镜时找不到相应病变。在退镜时急弯或皱襞多的地方会存在盲点,有时会迅速滑脱,因此对于这些部位应反复检查。对急弯部位(肝、脾曲,降乙连接处),以及盲、直肠宽大部分的这些潜在盲点需要格外小心检查。变换体位往往有助于发现病变。尽管如此,一个理想的检查,内镜医生可能错过5%~10%的病变,若不理想者甚至高达20%~30%。

第三节 大肠各部位的解剖特点及通过技巧

一、直肠

(一)解剖特点

直肠为大肠最末端(图7-3-1),肛侧与长3cm的肛管相连,口侧与乙状结肠移行,全长12~15cm,两端较窄,中间膨大形成直肠壶腹(图7-3-2)。结肠带在乙状结肠末端汇合成两条较宽的肌束向下形成直肠前后壁的纵行肌层。腔内无结肠袋与半月襞,但可见3条半月形隆起称为直肠横襞,仅为壶腹周径1/2,分别距肛门约10.5cm、7.5cm、5cm。上下两皱襞位于左侧壁,中间一条位于右侧壁,所以直肠并非笔直而是有弯曲的。直肠上部前面与两侧有腹壁覆盖,呈腹膜间位。中部卷起,翻折于腹壁,中间半月皱襞即相当腹膜返折处,是隆起最突出者。下部为腹膜外位,无腹膜遮盖。直肠下端突然变窄与肛管相连,分界处黏膜分别为柱状及鳞状上皮,呈齿

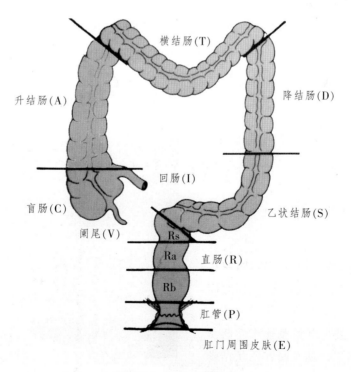

图7-3-1 大肠区域划分

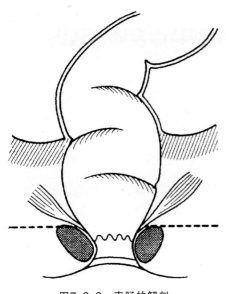

图7-3-2 直肠的解剖

状线形态。其黏膜面有10条垂直皱襞，约1~2cm，称为直肠柱。下端之间借半月形黏膜皱襞相连，其皱襞称为直肠瓣。瓣上方有小隐窝称为肛窦。齿线下有2~6个白色乳头突起称为肛乳头。直肠下部因是腹膜外位，故此处活检一般不会引起腹膜穿孔，但因其丰富的血供和神经分布，使其部位极易引起出血且对疼痛敏感。直肠和肛管的血供由直肠上动脉(肠系膜下动脉延续)直肠下动脉及肛管动脉提供。而由痔内和痔外静脉丛收集血液。因此，此部位的内镜下治疗更应谨慎，不仅疼痛敏感而且用浓度（1:200 000）肾上腺素注射可能会诱发潜在致命的心血管系统意外事件。

(二)通过技巧

大肠镜镜端插入肠腔后，因贴近黏膜，视频图像可呈红色。可稍注气，辨别肠腔后，进镜用角钮调镜端至11点，推进通过Ra后后退，然后确认亨氏瓣后进镜，达Ra口端转弯处位于8点方向将镜端由8点旋至12点后进入Rs，然后将镜端由12点回旋至8点并缓慢拉直镜身，轻吸气体，这样乙状结肠就会套在镜身上。

二、乙状结肠及降结肠结合部(SD)

(一)解剖特点

乙状结肠常呈乙字形弯曲，故取此名。其为腹膜内位脏器(图7-3-3)。四周完全被腹膜包裹，两层腹膜在根结肠系膜带相重叠，形成较宽阔的系膜，将乙状结肠连于左髂窝和小骨盆后壁。该系膜在乙状结肠中段较长，向上向下两端延伸逐渐

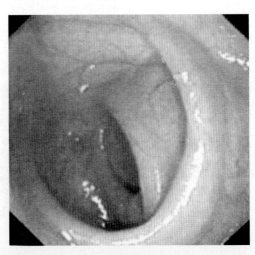

图7-3-3 乙状结肠(见彩图)

缩短,至乙状结肠、降结肠移行部及直肠、乙状结肠移行部消失。因此乙状结肠两头固定,中段活动度较大。肠腔在整个结肠中管腔最细,因环型肌不发达其皱襞凸起较低,肠管伸展时可消失,结肠袋也相对较浅。肠腔的三条带(系膜带、游离带、网膜带)距离不等,腔内的半月襞也被分成了3条长短不等的皱褶,围成的肠腔也不规则,故呈新月形。乙状结肠长短不恒定,小儿相对较长,成人也有冗长者。短者十几厘米,长者可达一米左右。肠管走向极不固定,可形成"N""P""α"形或其他复杂袢形。

(二)肠轴短缩技术

关于避免或减少乙状结肠袢的形成前面已述及,大肠镜高手在插入乙状结肠前就注意减少和防止肠袢形成,袢的形成会增加患者的痛苦,且肠镜的推进会受阻,故应尽快实施有效的肠管短缩操作。当镜端进入直肠达15cm左右,右旋镜身并沿肠腔方向滑进很容易通过直乙结肠交界部。若滑进过长(>20cm)仍不见肠腔,且有阻力,一定要退镜重新寻找肠腔,同时可运用角钮调节,向没有阻力方向旋镜,吸气减少肠腔气体,若视野不见肠腔可回拉镜身缩短肠管,并应让肠轴保持缩短时的状态。

(三)回转穿行技术

运用上述手法通过急峻的弯曲部后,运用回转穿行技术(又称蛇形通过技术)通过乙状结肠。此技术的关键不是一味进镜,而是在适当退镜的同时适当吸气,退镜使镜端不可触及弯曲部正面的皱襞而恰能轻轻滑过皱襞的内侧,达到下一个皱襞前面的肠腔。若旋镜不能见到下一段肠腔出现,可并用角钮的轻微调节配合这些手法,即可通过弯曲多变的乙状结肠。

(四)乙状结肠与降结肠交界部通过技巧

乙状结肠与降结肠交界部肠管呈急弯,锐角走行(此处为一固定点)通过较困难。当镜端达此部只可见向左走向的急弯。此时可沿此方向滑进10~30cm即可通过该处,但见到肠腔继续进镜时出现矛盾运动,即镜端不前进反而后退,患者也感到腹痛剧烈,此时可判断乙状结肠结袢,此时需取直法(钩拉、拉直、抖动)及旋镜翻转法,配合变动体位取直镜身继续前进。"钩拉法"是目前非透视下进行的不管什么类型袢的最好除袢方法,此方法简单、安全,患者痛苦小。而旋镜反转法就很难知道准确的旋镜方向。在形成矛盾运动时,可试用后退拉直法有时可奏效,镜身变直便可循腔进镜抵达脾曲。

(五)不同类型袢圈及肠管粘连的通过技巧

1.α形肠管

(1)判断方法

1)患者左侧卧位进镜阻力越来越大,循腔不进;

2)患者痛苦加剧;

3)进镜长度已达60cm,术者感觉似乎已达结肠脾曲,但腹壁上透亮区仍在左髂窝,而袢多在右侧腹部。

(2)处理方法

1)患者取仰卧位或右侧卧位使α袢圈松弛,使乙、降结肠交界部弯曲角度锐角变钝;

2)采用取直法往往可以通过;

3)有时可采取带袢圈进镜法(详见前面所述);

4)无论采用什么方法,均应轻柔操作,避免暴力造成肠管系膜撕裂、穿孔、出血等并发症。

2."N"或"P"形管腔

(1)判断方法

1)左侧位时进镜手感松弛而无阻力,进镜过快带动肠管向前移动,患者疼痛不适反而较小;

2)插入100cm左右,患者胀痛感出现且镜端循腔不进;

3)腹壁灯光透亮区仍在左髂窝处。肠袢多在腹壁左侧。

(2)处理方法:

1)患者改为仰卧位,运用钩拉法将冗长游离的乙状结肠尽量拉直并套紧镜身上;

2)降乙结肠交界处循腔不进者当改为右侧卧位,利用重力使乙状结肠垂向右侧,从而加大降、乙结肠交界部的弯曲角度;

3)大肠镜端紧贴乙状结肠左侧肠管壁,从而扩大了头端弯曲角弧度以便消除阻力进入降结肠;

4)如前述运用右(左)旋短缩技术配合角钮组合及适当吸气,袢圈多可解除;

5)很难完全消除的N袢可在肠镜端已达降结肠接近脾曲处,让助理护士按压左下腹有助减少或尽量减少袢的形成。

3.乙状结肠粘连

(1)判断方法

1)腹腔手术史;

2)进镜顺利情况下患者仍有明显痛感；

3)乙状结肠无法拉直套叠起来。

(2)处理方法

1)循腔进镜,尽量避免牵拉粘连处,循自然走向进镜；

2)循腔不进时改变体位,改善和扩大粘连处或弯曲部弧度；

3)肠镜先端部角度始终调节在引起阻力最小的情况下,只要走向清楚不一定把肠管腔显示在中央进镜。

三、降结肠

降结肠位于左侧腹,口侧与结肠脾曲相移行, 肛侧相当髂嵴水平,呈弯曲肠管移行于乙状结肠,为腹膜间位脏器(图7-3-4)。后面借结缔组织连于腹后壁,位置固定,长度恒定,大肠镜容易通过。因位置深故通过时腹壁不见透光。肠腔呈短直隧道样,因为结肠带等距平行, 故较深的半月皱襞也成三等分,由于游离带在前,网膜带及系膜带分别在后外侧和后内侧,呈三角形顶角在上, 肠管较横、升结肠细。当见到向左的急性弯曲,可能到达脾曲。

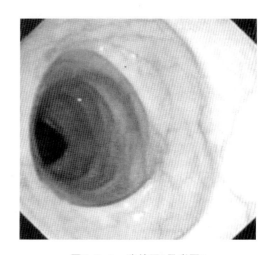

图7-3-4　降结肠(见彩图)

四、脾曲、横结肠、肝曲

(一)解剖特点

(1)脾曲位于左肋缘,手压不可触及。脾曲由膈结肠韧带与膈肌相连,由胃结肠韧带与胃相连,位置高而深,并且固定,脾曲距肛门缘约40~45cm,在降结肠的近端见到向左走行的急弯,左侧可见隆起较高的半月皱襞,右侧可见深凹的结肠袋,黏膜可呈淡青蓝色,血管纹理变细,此部即为脾曲(图7-3-5)。

(2)横结肠是较冗长的肠段,口侧与结肠肝曲相移行,肛侧以脾曲与降结肠相移行,为腹膜内位脏器,即肠管表面完全被腹膜包裹(图7-3-6)。两层腹膜在结肠系

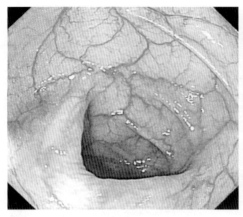

图7-3-5　脾曲(见彩图)

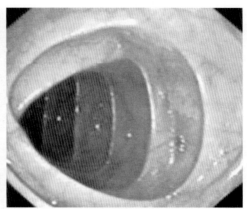

图7-3-6　横结肠(见彩图)

膜带重叠形成宽阔的系膜。中间长向两侧(肝、脾曲)逐渐缩短。故而其长度不固定且伸展度也大,若内脏下垂者,其可由肝曲向左下方垂下,可达中下腹或盆腔,然后再折向左上方达脾曲。若无内脏下垂,横结肠一般较短,在上腹部横行较直通过,进镜很容易。脾曲位置一般高于肝曲,但肠镜通过肝曲仍难于脾曲,因为肝曲是从游离横结肠移行于固定的升结肠,而脾曲是从较固定的降结肠移行于游离的横结肠。横结肠环形肌发达,所以半月襞较厚,隆起较高,结肠袋也深凹,所以前侧的半月襞可遮盖后侧的结肠袋黏膜。半月襞同样被三条平行等距的结肠带三等分,故横结肠腔为等边三角形,由于三条结肠带的分布使横结肠肠腔呈倒三角形,其管径较降结肠粗,较升结肠细。

　　(3)肝曲位于右季肋区,在肝右叶下方形成一弯曲的肠段,与横结肠相移行,是游离的横结肠与固定的升结肠交界处的又一固定点,在肝区可见到肠壁黏膜呈青蓝色且呈肠腔向左的急行弯曲(图7-3-7)。

(二) 通过脾曲进入横结肠的方法

　　当镜端到达脾曲循腔不进时,或到达脾曲时直线长度为60cm(应为40cm)或是镜端已越过脾曲见到倒三角肠腔的横结肠,但出现"矛盾运动",这说明不是

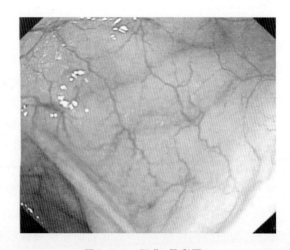

图7-3-7　肝曲(见彩图)

镜身直线化不充分就是乙状结肠重新结袢。此时应立即将镜端退回降结肠并使镜端不可再退时,尽量取直镜身,然后轻吸气体缩短肠腔,对准右侧内腔,多在无空隙下顺时针旋转(左旋)镜身即可见到倒三角形的横结肠(图7-3-8)。若不成功可退镜至降结肠,改变体位,大多采用左侧卧位,通过重力使横结肠向脾曲下坠,使脾曲弯度变缓,或改成仰卧位甚或右侧卧位来尝试通过脾曲。再一辅助方法就是助手压腹防止乙状结肠袢再形成(图7-3-9),实质是保证镜身直线化。体位改变对于静脉麻醉者来说有一定困难,而压腹防袢要注意不要损坏镜身甚或用力过大造成穿孔。若患者深吸气脾曲进一步下降,再配合角钮调节,当镜端通过脾曲20~30cm,一般便可顺利循腔达到横结肠。

(三)结肠脾曲锐角的通过技巧

1.判断方法

(1)肠镜进入脾曲,肠腔呈盲端;

(2)结肠黏膜皱襞及黏膜的环状肌在光亮下呈弧形反光,一般肠腔在弧形中心的较暗处;

(3)锐角处调节弧度小,先端力传导支点在先端部弯曲处,故循腔不进。

2.处理方法

(1)患者取左侧卧位,利用重力使横结肠向右侧,从而扩大脾曲弯曲弧度;

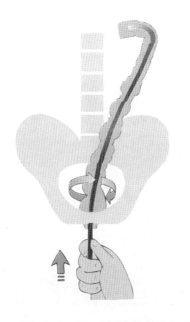 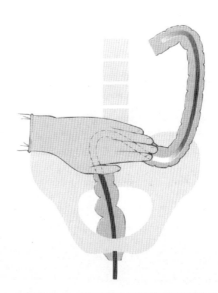

图7-3-8　左旋进境通过脾曲　　　　　图7-3-9　压腹防止乙状结肠袢再形成

(2)见到横结肠时使镜头贴近横结肠膈面,使头端弯曲角弧度变大,让力传导不产生支点;

(3)进入横结肠下垂的最低点,应再取仰卧位,把镜端调节向肝曲,慢慢拉直镜身,这样下垂的横结肠套于镜身,并把锐角的肝曲拉直。

(四)反α形结肠脾曲的通过技巧

1.判断方法

(1)镜端达脾曲后,转弯向左后又转向右侧方向;

(2)术者感脾曲距离很长,且循腔不进;

(3)进镜时阻力加大,且患者痛苦加剧。

2.处理方法

(1)患者改为右侧卧位利用重力让横结肠垂向肝曲,扩大脾曲弯曲角;

(2)边退拉镜身边逆时针旋转(左旋)镜身来解除反α肠袢(图7-3-10);

(3)若仍不能解除则把镜身旋转360°,解除反α袢曲,循腔进入横结肠。

(五)通过横结肠的方法

横结肠系膜过长,伸展度过大,垂至盆腔,故使脾曲形成锐角或反α形袢(图7-3-11);横结肠游离幅度过大形成V形肠管;结肠肝曲形成锐角或α形袢圈,这都是横结肠不能循腔进镜的原因。

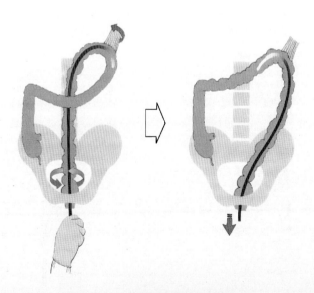

图7-3-10　旋转退拉解除反α形肠袢

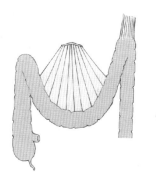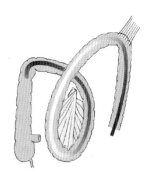

图7-3-11　脾曲形成锐角或反α形袢

1.横结肠V字形袢的判断方法

(1)肠腔暴露很好,但循腔不进;

(2)当镜端达到肝曲时若继续进镜即会出现矛盾运动,腹壁上光点会走向脾曲。

2.横结肠V字形袢的处理方法

(1)横结肠近肝曲侧在上,改取右侧卧位,利用重力作用使重叠在上的V字形袢垂向右侧。反之横结肠脾曲在上,则取左侧卧位;

(2)横结肠近结肠肝曲侧重叠在V字形袢上,退镜时逆时针旋转(左旋)镜身使横结肠V字形袢解除;

(3)把镜头端调向膈面再退拉肠镜;

(4) 助手可手法向上按压横结肠协助镜身通过V字形袢(图7-3-12)。

(六)横结肠粘连的通过技巧

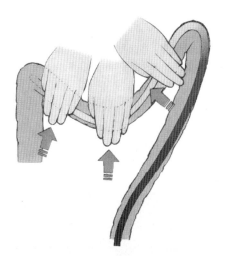

图7-3-12　向上按压横结肠协助解除V字形袢

1.判断方法

(1)有腹腔手术史;

(2)循腔进镜无阻力,但患者仍感明显疼痛;

(3)下垂的横结肠运用手法也无法将肝曲拉起,有时可根据腹壁光点位置进行判断。

2.处理方法

(1)通过粘连处时调节大肠镜端挑起相对游离的膈面侧横结肠;

(2)反复进退镜慢慢通过粘连处；

(3)进镜瞬间让所有角钮呈自由态。

（七）肝曲

当肠镜插至结肠肝曲时常不见肠腔,肠管呈急形弯曲,其走向不清。一般多在左下方,右上方可见深凹的结肠袋并贴近肝脏,黏膜呈蓝青色,血管纹理变细。

1.α形结肠肝曲

（1）判断方法

1)肝曲肠管向左或向右弯曲,不易见到升结肠肠腔；

2)即使把下垂横结肠拉直并紧紧套于镜身,仍不能通过肝曲；

3)循腔不进时助手插入手感很松弛。

（2）处理方法

1)术者随着肠管走向,顺时针旋转(左旋)镜身180°；

2)边旋转边退拉大肠镜便能把α袢拉直；

3)若不能拉直,旋转360°,把α袢圈套出,便能顺利进入升结肠。

2.锐角结肠肝曲

（1）判断方法：

1)结肠肝曲呈现为盲端,但肠壁能清楚见到显示肝区的青蓝色；

2)调节角钮,即使看到升结肠但循腔不进；

3)助手插入的手感阻力不大。

（2）处理方法：

1)乙状结肠或横结肠游离的肠管必须套叠紧以减少游离度；

2)先端部角度不要过分调节,避免插入力在先端部弯曲形成支点；

3)取左侧位使横结肠垂向脾曲来改善和扩大肝曲的弯曲度(图7-3-13)。

4)先端部越过肝曲不能前进时,可拉直镜身使镜端进入升结肠(图7-3-14)。

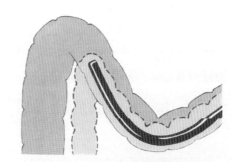

图7-3-13　扩大肝曲弯曲度

五、升结肠

(1)位于右侧腹近端与盲肠相连,远端在肝右叶下方形成弯曲肠段与横结肠相

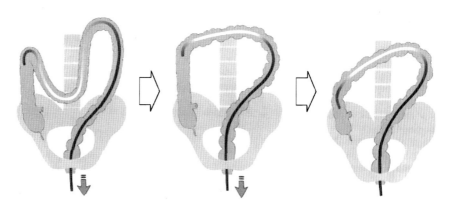

图7-3-14　拉直镜身进入升结肠

移行,称为结肠肝区。升结肠(图7-3-15)为腹膜间位脏器,肠管前面及两侧被腹膜遮盖,后面借疏松结缔组织与腹后壁相连。因固定于后腹壁,故移动度小,位置较深,腹壁不易透光。

(2)如前所述升结肠往往粪水较多故观察更应仔细。

六、盲肠

(一)解剖特点

盲肠是大肠的始端,近端以膨大盲端开始,远端以回盲瓣及回盲瓣系带与升结肠分界,平均长度6~8cm,其为腹膜内位器官(图7-3-16)。在升结肠与盲肠交界处,肠腔的左后壁有末端回肠开口,称为回盲结肠口。末端回肠有一段陷没在盲肠和升

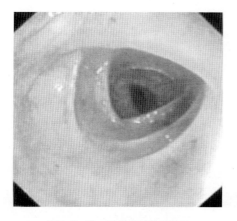

图7-3-15　升结肠(见彩图)

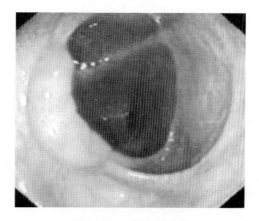

图7-3-16　盲肠(见彩图)

结肠间,呈扁环状,称为回盲瓣(图7-3-17)。此瓣由上下两条半月形皱襞组成,上缘皱襞称为上唇,下缘皱襞称为下唇。上唇近似水平,位置相当于回肠、升结肠交界线。下唇较长而凹陷,位置相当于回肠、盲肠交界线。上下唇前后端相互结合并分别向前后延伸,形成环状黏膜皱襞,称回盲瓣系带。回盲瓣内的回肠环形肌增厚起括约肌作用,可防止肠内容物过快进入大肠,以保持在小肠充分消化吸收,并且可防止大肠内容物的倒流。因其收缩和舒张时回盲瓣可呈不同形态,因此回盲瓣的类型和其舒缩状态有关。在回盲瓣下方2~4cm处开口为阑尾开口(图7-3-18),该口下缘有一不十分显著半月形皱襞为阑尾瓣。位于盲肠始端的左后侧壁的阑尾与盲肠相通。

盲肠外观与结肠相似,也有三条结肠系带。其中游离带较长,跨过盲肠始端的顶部,系膜带、网膜带较短,向阑尾部集中与阑尾肌层延续。盲肠内观为一短粗盲袋,袋顶端可呈"V"或"Y"形的浅黏膜皱襞,盲袋较深,形成假憩室样结构,而由于盲肠环形肌不发达故半月襞较浅,长短不一。盲肠内侧即为回盲瓣及阑尾开口。回盲瓣形态可分为乳头型、中间型及口唇型。

(二)通过升结肠的方法

当大肠镜通过肝曲见到升结肠,继续进镜出现镜端后退,可能为横结肠袢重新形成,此时吸气可使肝曲位置降低,镜端向下指向盲肠,此时可有效进镜。

(三)判断镜端达到盲肠的方法

宽大的盲肠吸气后出现短缩黏膜皱襞容易误认为回盲瓣及阑尾开口,从而错误判断已达盲肠极点,误认为"大肠镜检查已经全部完成"。此前应仔细辨认回盲瓣

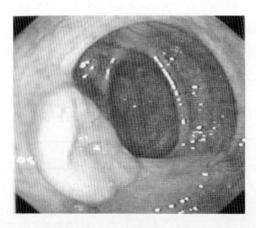

图7-3-17 回盲瓣(见彩图)

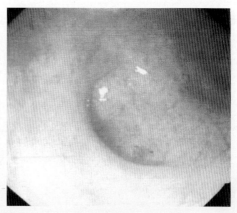

图7-3-18 阑尾开口(见彩图)

及阑尾开口这一标志点,也可通过腹壁的右髂窝透光和触诊,明确镜端到达部位。取直镜身后,大肠镜深应为70~80cm。若肠腔不洁且有痉挛的情况下,盲肠有时不易达到,找不到"标志点"是不能轻易结束检查的,以免漏诊。

(四)回盲瓣的确认

(1)定阑尾开口后,调整方向,退镜3~4cm即可见到回盲瓣(图7-3-19)。

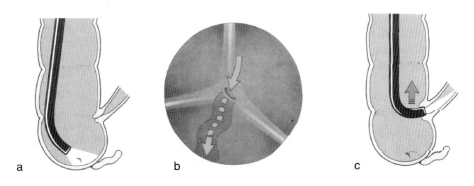

a　　　　　　　　　b　　　　　　　　　c

图7-3-19　定位回盲瓣开口(见彩图)

(2)从盲肠极端退镜8~10cm,在退镜5cm左右时,轴线位看到的一个突出的圆形皱褶,呈"双臀部"样隆起或"口唇状",或"火山口状"(图7-3-20),更少见的是缝隙状或唇形开口直对镜端,回盲瓣在盲肠侧面开口是正常的。如果见到间歇性的回肠内容物排出,就更容易和阑尾开口或是息肉相鉴别,确认回盲瓣应是无疑的。

(五)阑尾开口的确认

阑尾开口位于盲肠的下后方,回盲瓣下方2~4cm,开口黏膜粗糙,呈虫咬状,有许多细颗粒。开口下方有一弧形黏膜皱襞称为阑尾瓣,通常分为隆起型和扁平型,由阑尾根部平滑肌的舒缩形态而决定的。阑尾切除若为单纯结扎,其阑尾开口形态基本与原来相似。有时四周可集中呈短放射状的黏膜皱褶。若用单纯法结扎荷包缝合后,阑尾口消失,呈表面光滑类似亚蒂或无蒂息肉。

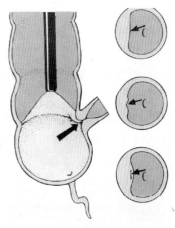

图7-3-20　轴线位回盲瓣形态

七、末端回肠

(一)解剖特点

末端回肠是小肠的终末部位，通过回盲瓣与大肠相通（图7-3-21），呈圆形，无半月襞、黏膜皱褶和结肠袋结构，管腔较结肠明显变细。回肠末端黏膜表面呈地毯绒毛状，在充气状态下表面呈颗粒状，注水后则可见绒毛在水中漂浮，并常见多个隆起的淋巴滤泡，极易被

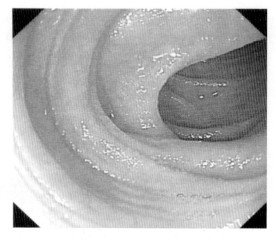

图7-3-21   末端回肠（见彩图）

误认为多发小息肉。有时可见一组淋巴集结而成的斑块状结构，称之为派尔斑(peyer斑)，是小肠正常黏膜免疫系统重要组成部分，在回肠末端较多见，不应该认为"异常或息肉"。回肠末端的淋巴滤泡其数目和分布的密集程度随年龄大小而不同，根据淋巴滤泡多少分为4级。0级：黏膜光滑，无淋巴滤泡；Ⅰ级：少量滤泡，体积小，分布散在；Ⅱ级：滤泡量多，分布弥漫，但不呈团块(peyer斑)；Ⅲ级：滤泡更多，颗粒大，分布弥漫并呈团块。年龄40岁以上，一般属0级，大约占56%；年龄在30~40岁，常见是0级~Ⅰ级；年龄在20~30岁，常见是Ⅱ级；年龄在19岁以下，大部分是Ⅲ级，少数是Ⅱ级。

(二)通过回盲瓣口进入回肠末端

因末端回肠是小肠疾病好发的部位，近年已将该部位列为大肠镜常规检查的一部分。与结肠相比回肠更柔软，蠕动和迂曲性更显著，因此不能暴力进镜，通过回盲瓣口进入回肠末端也是需要一定技巧的。

(1)在距盲肠顶端(极)约10cm处，结合镜身的旋转并向下调节镜前端使其朝向回盲瓣，若可能的话旋转镜身调节使回盲瓣向下移至6点位置，这样更容易向下直接插入回盲瓣口，或将镜端向下越过回盲瓣皱褶，达到接近盲顶处，无需拉直镜身使弯曲成角的镜端能进入瓣口，少量吸气可使镜端更易弯曲插入回盲瓣。

(2)退镜调节方向，使镜前端看到回盲瓣柔软的瓣膜，呈现与结肠黏膜苍白的光泽相反的视野，而呈橘红色，并有特征性绒毛状表面附有小息肉状突起的黏膜即为回肠末端。

(3)如看到"红色"视野，停止进镜，并充气打开回盲瓣，轻轻旋转镜身(数毫米)，直至看到回肠的肠腔方向再继续进入。亦可通过角钮调节进入回盲瓣。调节角

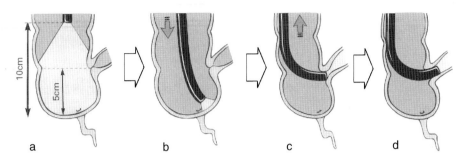

图7-3-22　通过回盲瓣口进入回肠末端1——直接插入法

度取直镜身使镜端滑入回肠(图7-3-22)。

(4)如果大肠镜身是取直的,可调控角钮使镜身翻转,向下退镜使镜端接近回盲瓣,可看到回盲瓣呈裂隙状,从上面是看不到的(图7-3-23)。退镜使镜端紧贴在瓣口插入回盲瓣,充气,吹开唇瓣并再次调整角度直至进入回肠(图7-3-24)。

(5)对视野不佳、角度不好的回盲瓣开口,活检钳可以作为导丝用,起到定位作用,即通过张开活检钳挑起回盲瓣上唇,可以窥视回肠内腔或盲检起到"锚"的作用,引导内镜通过回盲瓣进入末端回肠(图7-3-25)。

(6)成功前可能需要多次尝试,来回退镜调整使镜端进入回盲瓣。当进入回肠后应通过吸气,勾住四周退镜,调节角钮进镜(必要时可盲打角钮,往往可以奏效),再次退镜定位肠腔方向。采用这种"两步进,一步退"的方法,耐心

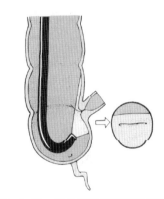

图7-3-23　寻找裂隙状回盲瓣开口

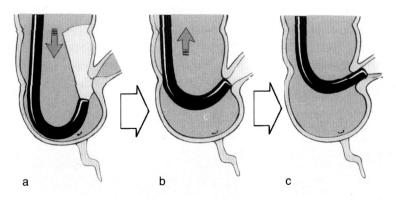

图7-3-24　通过回盲瓣口进入回肠末端2——翻转插入法

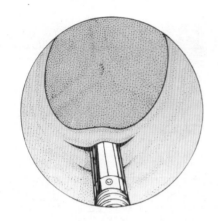

图7-3-25 通过回盲瓣口进入回肠末端
3——借助活检钳插入法

地向前进镜30~50cm,但回肠可能因折叠仅仅只有20cm。在回肠内应尽量少充气,因检查后患者会特别不舒服且排气慢,所以这也是通常使用CO_2充气的原因。

(7)上面已述及有时回肠黏膜呈苍白光亮表面,黏膜下血管清晰可见,与结肠黏膜表现近似,这种表现可能与绒毛萎缩有关。有时即使切下结肠及回肠末端,肉眼仍难将绒毛萎缩的回肠黏膜与结肠黏膜分辨。但通过染色方法(0.1%靛蓝,5%亚甲蓝或1:4稀释蓝色墨水)突出黏膜表面的细微结构,能迅速识别回肠黏膜颗粒状或"砂纸"状外观,与结肠黏膜表面的环周的凹槽结构相区分。这种方法十分敏感,就如同区分"指纹"一样准确。

(8)引起回盲瓣插入失败的原因是大肠镜在肝曲而没有到达盲肠。再者是镜端处在回盲瓣裂隙上意味着镜端无法通过,此时可通过接近瓣口的镜端压迫上唇瓣微调角度滑进回肠末端(图7-3-26)。另外有些炎症性肠病患者,尤其是克罗恩病患者因其回盲瓣狭窄很难通过。长期慢性炎症愈合后回盲瓣可能萎缩或非常突出,往

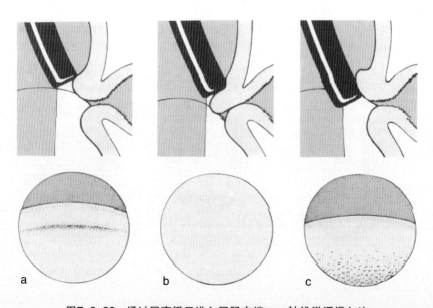

图7-3-26 通过回盲瓣口进入回肠末端——轴线微调滑入法

往往没有柔软或膨出的唇瓣。因此这就需要我们耐心寻找瓣口,在瓣口要柔和地过渡性地插入,反复调整方向确保插进。

第四节　单人操作法要点

单人操作法是术者自身运用角钮配合旋转镜身来完成检查的一种流畅的操作方法。大肠镜检查的基本原则如循腔进镜,适量注气,抽吸多余气(液)体,尤其是纵轴缩短法,即把肠镜纵轴和大肠纵轴一致化,保持大肠镜呈一直线和在有效地缩短肠腔下进镜,这均是单手操作应遵循的。只不过这些操作均由术者本人完成,其优点是可亲身感受进镜阻力,及时发现结祥和解祥,术者可自行操控病变观察及一些治疗(图7-4-1)。

"纵轴缩短法"同样是单人操作必须遵守的最重要原则之一(图7-4-2)。其技术要领和注意事项如下:

(1)右手握镜一般距肛门30cm处。这样可以将肛门作为一支点,不需用力即可使镜端自由随意移动,保持镜身呈一直线,旋转自如。

(2)镜身自由感,即术者感受肠镜先端随右手移动的感觉。右手进退镜身的距离和旋转度均和镜端保持一致,镜身处于一种无抵抗状态。这样才能保证肠镜纵轴的短缩状态。镜身的纵轴保持一直线,才能使右手的动作有效地传递到镜端,此时阻力应是最小。因此,自由感是判断镜身是否为一直线最重要的判断方式。

(3)细微的前后抽动技巧可以迅速感觉镜身自由感,同时对细小的扭曲取直也是有帮助的。

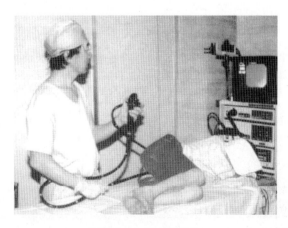

图7-4-1　单人操作法

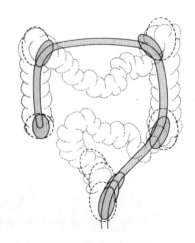

图7-4-2　纵轴短缩法

(4)回旋穿行技术(参见本章第二节所述)。

(5）右(左)旋短缩技术(参见本章第二节所述)。

(6)体位变换技术(参见本章第二节所述)。

(7)调节气体技术(参见本章第二节所述)。

(8)避免旋转过度,尽快复原。向左右旋转180°理论上可以起到旋转360°的效果。实际上配合角钮,以及袢形成时配合钩拉法、拉直法以及抖动镜身法,往往再大再锐的弯曲部也可以通过。只是在某些特殊情况下才使用带袢进镜法。因此旋镜后应立即复原,避免镜身受到不必要的阻力(此时镜身会自行向最自然状态复原)。当受到多余阻力时镜身自由感消失。

(9)右手不能离开握住的镜身,这是单人操作法必须遵守和应有的习惯,在急需要情况下右手协助左手控制角钮时,用左手小指勾住镜身,避免镜身滑动也是可行的,但这绝对不能成为习惯动作。

识袢和解袢技巧与双人操作法基本相同, 只是这些感知和操作是由个人来实现的。手法防袢需要助手协助,大肠镜的治疗也是需要助手配合的。

第五节　常见病变及镜下表现

结、直肠黏膜各部位的观察已经阐明。血管纹理通常是动、静脉平行分布的。血管网的观察取决于结肠上皮的透明度。若上皮细胞的毛细血管扩张(可能出现在肠道准备后),部分血管网可能会模糊。如果充血明显病变局部可能看不见血管网(如炎症性肠病)。如果上皮细胞增厚,黏膜显得苍白,无特征性,即使活检也可能正常(如在缓解期的炎症性肠病)。若血管突出有明显的曲折或蜿蜒状,可能是血管瘤或静脉曲张。进镜过程中造成的黏膜损伤,在退镜时常表现为红色擦伤和糜烂,尤其在弯度较大部位,通过冲洗或活检可以将擦伤与病变区分开来。

在肠镜检查中应强调染色内镜的作用,如果肠道清洁没有多余黏液,通过喷洒染料(0.1%~2%靛胭脂等),这些染料沉着于结肠表面黏膜的沟槽中,就会将肉眼不能辨认的一些小的不规则病变或淋巴滤泡显示出来。近年来又出现"注水大肠镜"结合染色内镜技术更增加了发现微小病变的概率。

一、黏膜下病变

黏膜下病变非常难以诊断,包括继发性肿瘤、子宫内膜异位症、血管瘤和慢性溃疡性结肠炎异型增生表现。由于像鱼眼似的镜头和平面影像效果,内镜医生主要评价黏膜层病变，单凭内镜无法完成对黏膜下层、肌层等肠壁其余层次病变的评价，更无法评价结肠壁外与相邻器官之间的病变，如瘘管等。所以无论经验丰富与否，内镜医生都要依靠合适的标本进行病理检查而做出诊断。

二、息肉

因正常结肠黏膜是苍白的，黏膜下一些病变也是如此，如错构瘤性息肉、脂肪瘤或气囊肿病，直径1~2mm的小息肉常是苍白透明的，不易看见，只有在反射光或喷洒染料处理后发现。直径3~4mm的息肉，从内镜下是难以分辨息肉类型，无论是增生性息肉、化生性息肉或腺瘤，这些息肉的黏膜表现常常是一致的。小腺瘤常常发红、无光泽甚至脑回状外观，尽管可以结合高分辨内镜、放大内镜、色素内镜来观察息肉表面黏膜一些微观变化，但不能借此来准确判断内镜下息肉的类型。结肠黏膜呈豹纹样改变的结肠黑变病基础上出现的息肉即使很小也容易被发现，因为黑变病时只有回盲瓣和息肉不被着色，而息肉常常像是一个苍白的岛屿突出于黏膜表面。平坦无蒂绒毛状腺瘤苍白柔软有光泽，但表面粗糙，常见于直肠。较大增生性息肉（直径7~15mm）无蒂，在近端结肠易见，因表面黏液吸附胆汁，通常黏膜表面会呈棕色凝胶状。

通常情况下一般息肉较易切除，但没有任何一种肯定的方法可以预知息肉是恶性的。肉眼上的区别是不确切的。恶性息肉可表现明显不规则，表面有溃疡，易出血，或更苍白，活检钳触之较坚硬。带蒂恶性息肉的征象提示内镜医生应将基底彻底凝切。蒂头端的活检是极为必要的，为后续观察治疗或追加手术提供重要依据。

三、癌

通常是非常明显的，它们有一个广泛的不规则浸润基础。癌性溃疡在大肠并不常见，但表面看起来与恶性胃溃疡相似。小的癌直径6~8mm，中心稍有凹陷。吻合口处较大肉芽组织肿块，慢性溃疡性结肠炎较大肉芽组织样息肉酷似恶性肿瘤，应取活检证实。但病理报告可能只报"不典型性增生"。这可能是因为提供的标本太小，不能获得肿瘤侵袭的证据。所以我们应该应用大的活检钳或圈套器大块活检。即使使用标准活检钳，对巨大组织的标本也可采取拉或推的撕脱活检方法。在退镜的过程中应保持活检钳在镜身内，避免部分活检组织在通过活检孔道时被损伤。

四、炎症性肠病

排便次数增多可疑炎症性肠病患者，内镜检查即使正常也应进行病理检查，因为显微镜下可见结肠炎的异常改变,内镜下却难以发现异常。胶原性结肠炎就是因为上皮层下方的胶原蛋白纤维浸润而引起所谓不明原因的腹泻,另外一种是淋巴细胞性结肠炎,二者统称为显微镜下结肠炎。

不同类型的炎性肠病,黏膜改变可以千差万别。炎症性黏膜可有轻度的血管纹理模糊、充血发红或是脆性增加。严重者可见纵行溃疡形成,慢性者可见各种炎性息肉形成,病程长者可见狭窄、恶变。尽管克罗恩病存在黏膜特征性改变,如多发、小而扁平或火山口状溃疡,病变周边黏膜血管网清晰,但内镜活检仍难检到有诊断价值的肉芽肿改变。各种特异性和非特异性炎性肠病的鉴别诊断是非常困难的。感染性肠炎、缺血性肠炎、放射性肠炎与溃疡性结肠炎、克罗恩病在急性期是非常相似的。尽管通过病理及微生物检查或是病史等可以区分,但有时还是易混淆的,克罗恩病与结核性溃疡即使病理上有时也很难区分。阿米巴溃疡组织更脆,烧瓶样溃疡是其特点。直肠孤立性溃疡的镜下表现及病理有时与克罗恩病也不易区分。所以仅仅凭内镜和病理检查来进行鉴别诊断是不够的,必须结合临床资料。

五、原因不明的结、直肠出血,贫血或隐性失血

失血和贫血是肠镜检查的常见适应证。放射学检查对癌和息肉的漏检可通过大肠镜检查弥补,但约50%~60%的患者无异常表现。大肠镜可以检查痔疮,但最好还是在插入时观察病变。以直肠镜检查肛周和肛门疾病为宜。

动静脉血管畸形,又称血管发育不良、血管扩张、血管瘤。目前本病的发病机制及性质尚未完全明确。近年证实其是下消化道出血的重要原因之一。常规检查难以发现,甚至剖腹手术及手术标本也难以发现。临床上好发于老年人,但也可发生于年轻人,最小年龄报道仅为3岁。有人认为和血管发育有关,组织学上认为可能是错构瘤性。患者大多数以下消化道出血就诊。本病好发右半结肠,尤以盲肠升结肠为多。从疾病上分类分为:①血管发育不良;②血管扩张;③血管瘤,包括海绵状血管瘤和血管肉瘤。

内镜形态上分为4类:①弥漫型;②局限型;③血管瘤样型;④点状血管瘤样型(遗传性出血性毛细血管扩张症,即Rendor-Weher-Osler综合征),仅此型有点状血管瘤遗传史且伴有皮肤、内脏血管扩张体征。

因内镜下该病的形态改变轻微,无明显特异性改变。尤其是弥漫型和局限型,与检查前肠道准备的刺激、轻度的早期炎症疾病、镜身擦伤和吸引很难区分。故检查前应在插镜时即观察,短期内应重复检查,或在急性期检查,易发现病变,必要时可结合剖腹手术。临床上选择性血管造影意义更大。

六、疼痛和牵扯痛

痉挛性结肠疼痛是肠易激综合征及某些功能性肠病患者的症状，其存在向左右腰部，背部甚至大腿放射的多种牵扯痛症状。为了寻找疼痛的分布，运用事前准备好的带有气囊的大肠镜(图7-5-1)，退镜过程中在

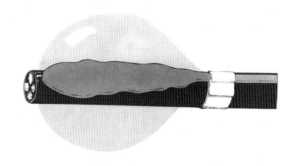

图7-5-1 带气囊大肠镜

有典型代表性的部位充气吸气（在近端结肠充气不应大于200mL，远端不应大于100mL，否则会发生扩张性损伤）。由于结肠粗细不同，疼痛和充气量之间数量的关联是不可预测的，但在肠易激综合征即结肠痉挛患者，在乙状结肠充气大于25mL就会非常敏感，在每一个充气位置，询问患者疼痛点和疼痛指数，由此可检查出放射性疼痛点与疼痛诱发部位的相关性。

第六节　经造口的大肠镜检查

大肠癌的术后肠镜随访检查，直肠癌行经腹会阴切除(Miles)术的患者术后复查是和从正常肛门插入的大肠镜检查有所不同的。

术前肠管的准备需要检查前3天进少渣食物，检查前一天进流食或高能营养剂，但检查当天上午允许少量进食(避免低血糖)。术前3天可服乳果糖15~30mg，2次/日；检查前一天上午用200mL沸水浸泡番泻叶5g，每2.5h 1次，共4次，晚8点后服温盐水1000mL。或检查前晚上8点服用20%甘露醇250mL，15min后服温盐水1000mL。通常高频电凝切术用番泻叶，单检查用20%甘露醇，便秘者两种药可同时使用。术前一定要对瘘口扩张和探查，有些患者因术后瘢痕的收缩，造口狭窄肠镜无法插入，故一定用食指多次反复扩张，多可顺利插进。Miles术切除了全部直肠和部分乙状结肠，由于乙状结肠切除范围变异，故与造口皮肤吻合走向亦有不同，术前的经造口的走向探查实属必要。瘘口的进入应是镜端以45°斜面，卡入瘘口，若有阻力时应左手捏住镜端右手控制插入力量，使头端缓慢进入瘘口，避免插入力量失控而引起肠管损伤或穿孔。患者一般取仰卧位。因为瘘口无括约肌，气体可自然排出，所以远端的肠管呈闭塞状态，因此需要边注气边进镜。一般黏膜较暗处为肠腔方向。无论是直肠前切除(Dixon)术还是左半结肠切除术，或是右半结肠切除术，我

们一定要注意吻合口的位置,形态及吻合口有否线头及吻合钉残留,有否瘢痕、异物肉芽肿、吻合口息肉形成及吻合口处癌肿复发等。

通常左半结肠切除术后的大肠镜检查要比右半结肠切除术后容易得多。尤其当有肠粘连者,在行大肠镜检查时一定要缓慢,手法要轻柔。

第七节　小儿大肠镜的检查

小儿大肠镜检查还是有别于成人大肠镜检查的,首先应严格掌握适应证和绝(相)对禁忌证(如有严重的活动性结肠炎症,急性腹膜炎或腹腔内广泛粘连,严重心、肺、肾功能不全或有精神不正常者)。患出血性疾病者为相对禁忌(必要时检查勿做活检和息肉切除,操作时忌损伤)。

小儿的肠道准备通常是有效的,婴幼儿不用泻剂而采用甘油灌肠法,即检查前一天晚上用甘油灌肠一次,在检查当日,检查前3h和检查前0.5h,先后两次甘油灌肠即可检查。年长儿童和成人一样口服泻剂及清洁灌肠,检查前4h禁食,可用甘油灌肠或温开水高压灌肠。能口服泻剂的小儿,检查前1天进少量少渣饮食,再于睡前服用柠檬酸硫酸镁溶液50~250mL,或半乳糖溶液20~50mL左右。有的医院是采用检查前6~8h常规服用蓖麻油,检查前2h温开水洗肠。

新生儿3~5岁用更细(1cm)更柔软的小儿大肠镜是最好的;年龄较大儿童取决于体质可用成人大肠镜或定制的大肠镜;一般成人小指可通过者,通常采用同尺寸肠镜。新生儿括约肌需用小的光滑的鼻胃管或圆珠笔的帽温柔扩张。小儿大肠镜的特点不仅是直径细,而且镜身格外灵活或"柔软",硬的成人肠镜会使小儿的结肠过度扩张形成弹性袢。应用儿童胃镜替代肠镜检查是错误的,因为它是坚硬的。直径13~15mm的成人肠镜有些儿童虽然可以应用,但犹如在小窄路上开大卡车,笨拙、不舒服。

小儿大肠镜检查一般不强调全结肠检查,一般以观察直乙状结肠即可,除非疑诊右侧结肠病变(如肠结核、克罗恩病、肠套叠等),一般无需进入右半结肠。在操作中要轻柔、缓慢,不应滑镜进入,避免结袢,尽量少注气。对于进镜困难的成角狭窄部要格外谨慎进镜。活检取材要小心,可抽气使肠壁增厚再行活检,如有息肉可电凝切除,但对不合作儿童应在全身麻醉下进行。

全身麻醉术是常用的,但经验丰富的医生,任何年龄的儿童可以在非麻醉状态下进行,合理的静脉用药,必须有复苏经验的儿科医生或麻醉医生保驾作为安全保障。合适的口服术前镇静剂(如抗组胺药或哌替啶)对特别紧张的儿童是有效的。静脉注射小儿剂量的地西泮亚微乳注射液(D1-azemuls)2~5mg(国内未上市)或咪达唑仑1~3mg,通常结合应用哌替啶(杜冷丁)25~50mg,根据反应和体重调整,缓慢静脉点滴。当其嗜睡或读数混乱时可耐受肠镜检查。对不配合、操作复杂、操作时间长者可考虑全身麻醉下进行。有的医院使用氯胺酮(4~6mg/kg)全身麻醉下进行。对合作小儿术前20~30min,联合肌内注射阿托品、哌替啶、地西泮(按体重换算)也是可行的。

第八节　术中大肠镜检查

尽管内镜技术不断发展,新的诸如胶囊内镜、双气囊小肠镜等不断涌现,但是有一些紧急或特定环境条件下,尤其是仍不具备多种内镜可用的中小医院,术中行大肠镜检查仍有重要价值。其适应证包括肠道出血不止而部位又不明确(结肠或小肠);肿瘤性狭窄的近端结肠需要除外是否存在伴发疾病;有明确息肉存在的患者大肠镜检查失败并出现紧急情况。肠道准备在这类患者也同样重要,非肠梗阻患者标准肠道术中准备可以通过术前经口清肠或全结肠肠道准备,让肠道不留固体粪质,常规的肠道准备在回盲部常有很多固体粪便。如果肠道完全梗阻,可通过临时盲肠造瘘管或在梗阻附近造口冲洗。术中肠镜检查时小肠如过量充气,外科医生将很难处理扩张的肠管。用二氧化碳气代替空气可以避免这种情况发生,或是外科医生在回肠末端放置一个夹子,内镜医生可以充分吸引气体。

剖腹手术中如需要检查小肠,如果没有小肠镜,可采用经口或通过造口行肠镜检查。经口达Treitz-韧带或经肛达盲肠需要70cm长度,所以一般长度的大肠镜可以满足需要。经口检查时如果术中外科医师能辅助固定十二指肠有益于术中肠镜检查(图7-8-1),小肠必须轻柔地套在镜身上以避免局部损伤或是术后并发症。尽量少注气是至关重要的。每检查完一段小肠可用夹子夹闭。外科医生探查肠外病变同时内科医生探查肠腔内情况。外科医生标记需要切除的部位,内镜医生仍能酌情实施息肉圈套切除。术中大肠镜行小肠检查有发生人为黏膜下出血并发症的可能,必须高度警惕,尽力避免。

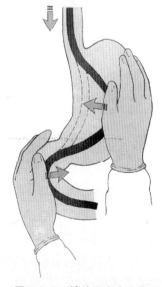

图7-8-1　辅助固定十二指肠

第九节　紧急大肠镜检查

一、下消化道出血

(一)分类

下消化道出血是指Treitz韧带以下,来源于小肠,结、直肠和肛管部位的肠管出血。根据出血量多少、速度快慢、在肠腔内停滞时间的长短,临床表现的不同,可分3类。

1. 慢性隐性出血

肉眼不能观察到便血,仅用实验室检查方法才能证实(即所谓大便隐血阳性的内源性出血)。

2. 慢性少量显性出血

肉眼能观察到的鲜红色、果酱色或咖啡色便血,少数速度较慢,在肠腔内停滞时间过久也可呈黑色。无循环障碍症状,无需输血治疗。

3. 急性大肠出血

大量鲜红色血便,常同时伴循环障碍,如低血压等休克症状,需用输血治疗,为严重出血。

在以上3种出血中以少量显性便血最多见,占出血比重的90%,隐性出血和大量出血较少见,各占5%。

(二)病因与部位的诊断

1.部位

以直肠及乙状结肠最多见,占63%,其次为降结肠,占10%,脾曲以下者约占73%。

2. 病因

(1)息肉:最常见,占22.5%~32.0%,好发于直肠、乙状结肠,以少量鲜红色血便多见,但少数可表现为隐性出血和大量出血。

(2)大肠癌:同样以左半结肠好发,表现为少量鲜红血便。如发生在右半结肠,常呈果酱色或咖啡色血便。

(3) 炎症性肠病: 溃疡性结肠炎和克罗恩病 (节段性回肠炎) 发生出血约占

20%。

（4）结肠憩室：在下消化道出血中的发病率尚有争论。

（5）血管畸形：是近年来发现老年人常见下消化道出血的原因之一，约占15%。

（6）内痔和肛周疾病：是成年人中引起少量鲜红血便的最常见原因，但并非是大肠镜检查的适应证，一般用直、乙状结肠镜即能发现。

（7）小肠疾病：小肠出血是下消化道出血的一部分，小肠出血原因依次为：血管发育不良（53.5%），小肠肿瘤（19.6%），其他（26.9%）。总之，小肠疾病所致下消化道出血较为少见。

3. 急性大量出血的病因

以息肉和癌多见，但其他一些少见病因包括克罗恩病、单纯性溃疡、缺血性结肠炎、肠结核、阿米巴、肠型贝赫切特。其他如小儿多考虑是梅克尔憩室，老年人多考虑血管畸形和憩室病。

4. 病因和年龄

不同年龄引起下消化道出血的原因有所不同。婴儿和儿童，以梅克尔憩室最多见。青年人和60岁以下成人，以息肉和癌常见，其次为炎症性肠病。60岁以上老年人的出血常见原因，仍以息肉、结肠癌和血管畸形多见，但结肠癌和血管畸形所占比例明显升高。

总结我国下消化道出血常见原因，主要是息肉、慢性结肠炎（含炎症性肠病）和癌。

（三）下消化道出血紧急检查

1. 下消化道出血的临床表现

临床表现以便血为主，排出黑色、暗红色、果酱色及鲜红色与粪便相混合之血便。由于病变性质不同，根据出血量的多少及血液在肠管内停留时间的长短分为慢性少量出血和急性大量出血两种。前者有时较隐匿，临床表现仅为大便隐血阳性、贫血为主；后者因短期内大量出血可致休克而死亡。

2. 时间选择

下消化道出血大肠镜检查时间分出血停止时期和活动性出血期紧急检查。后者还可分手术时或非手术时。一般最起作用的是出血停止时期，因可做充分肠道准备，保证顺利地看清肠黏膜和肠腔，操作时可与普通检查相同。但应该尽可能选择出血停止后近期内进行，这样可观察到出血停止后一些痕迹变化，如憩室可见腔内有陈旧性血迹，炎症性肠病可见活动性溃疡、糜烂、充血和出血灶，使部位诊断更为确切。如出血停止的间歇期不能明确诊断，也可选择活动性出血期紧急检查。非手术的紧急检查因肠腔内有鲜血污染镜面,妨碍观察,使用价值有一定的限制,但也有成功的报道。手术时紧急检查,最主要优点是对出血部位的诊断更确切,因为可直接观察到活动性出血灶和新鲜血液在结肠内分布状况。

3. 术前肠道准备

急性下消化道出血,除大肠息肉高频电切术后24h内发生的出血,肠道清洁情况还可以,通常大出血时往往因肠腔清洁不良,血液的覆盖,视野不清,内镜的检查和治疗较困难, 可用少量清水或生理盐水灌肠。最好使用粗钳道或双钳道治疗内镜,进境后用生理盐水边冲洗,边吸引,冲洗至表面黏膜清洁,内镜能清晰观察到黏膜情况。内镜操作技术要熟练,动作要轻柔,观察要仔细,避免充气过度,肠壁变薄,加重出血,甚至发生穿孔。发现病变和出血部位,可用1:20的去甲肾上腺素加生理盐水先对出血部位进行冲洗,再选择止血的方法。

二、低位肠梗阻紧急内镜检查

近年来,随着大肠镜应用技术的推广和提高,在低位肠梗阻患者中也逐渐开展了诊断和治疗。大部分不明原因低位肠梗阻患者通过大肠镜检查,可提供梗阻部位、病变范围和组织学的诊断。低位肠梗阻在回肠末端及肠道扭转时多见,并有20%的大肠肿瘤可表现为低位小肠梗阻。由于低位肠梗阻包括的范围较广,病因复杂,一般腹部透视、X线平片、钡灌肠、B型超声或CT检查都较难明确梗阻部位及病因。

(一)适应证

(1)腹痛、腹胀不严重,无肠坏死、肠穿孔及腹膜炎体征。

(2)为排除大肠器质性及功能性病变。

(3)大肠癌需要大肠镜解除梗阻,乙状结肠扭转和假性结肠梗阻。

(二)禁忌证

(1)急性肠梗阻伴有严重的腹痛、腹胀及呕吐。

(2)伴有弥漫性或局限性腹膜炎。

(3)怀疑有肠坏死、肠穿孔。

(4)有严重肝或肾功能不全、心血管病、水和电解质紊乱等。

(三)术前准备

(1)检查前纠正水、电解质失衡。

(2)腹部透视或摄腹部X线平片,了解梗阻情况。

（3）检查血常规及电解质。

（4）检查前用生理盐水低压灌肠。

（5）检查前15min可注射阿托品0.5mg。

（四）操作方法及注意事项

除假性肠梗阻和乙状结肠扭转需用大肠镜行急诊治疗外，其余应选择在梗阻间歇期或经临床禁食、胃肠减压、补液、纠正水电解质紊乱后进行。患者情况差者可在床旁行大肠镜检查。检查应由具有丰富经验的大肠镜检查医师进行。检查中进镜要缓慢，循腔进镜，插镜时镜头应位于肠腔中央。镜头应尽量不要碰撞刺激肠壁，以防引起结肠痉挛，增加进镜困难。尽可能避免滑进，因肠梗阻患者肠壁多有充血、水肿，肠壁弹性脆弱，滑进容易产生并发症。在套叠拉直游离肠管时动作要轻柔，切忌用暴力。尽量少注气或不注气，在肠腔能显示的状态下反复抽气。遇粪便遮盖看不清黏膜时，可用温水冲洗，冲后立即吸出，随后观察黏膜颜色及有否溃疡等改变。如遇肠管外肿物压迫肠腔时，肠壁上可看到压迹，黏膜光滑，肠腔狭小，但通常大肠镜能扩张通过压迫部位。如为结肠黏膜下浸润性病变，通常管腔扩张较差，大肠镜通过较困难，此时应停止进镜。由于肠管外肿物压迫，活检很难钳取到病变组织，故一般不做活检。黏膜下浸润性病变活检时应在同一部位向下取材2~3块，有利提高活检的准确率。

三、大肠急性出血处理原则

手术治疗，大肠镜检查确诊为肿瘤、内痔术后的裂伤引起持续性出血，可以直接缝合或手术切除止血。憩室引起的出血，通常表现为持续性的大出血时，宜尽快地手术切除治疗。如结肠大出血，威胁生命，又难以确定部位时，行全结肠切除是最好的止血方法。Eaton报道，结肠的大出血术前不能确定部位，主张全结肠切除，行回肠-直肠吻合术，止血的效果较好，而其施行部分结肠切除的24例患者，发生再次出血和吻合口瘘需再次手术者占5%。凡明确下消化道出血部位在空肠或回肠时可行局部的肠段切除术。

参考文献

1. Singh, R; Bourke, MJ; Jayanna, M. et al. Colon tumors and colonoscopy. Gastrointestinal Endoscopy, 2012, 76: 525–530.

2. Lhewa, DY; Strate, LL. Pros and cons of colonoscopy in management of acute lower gastrointestinal bleeding. World Journal of Gastroenterology, 2012, 18: 1185–1190.

3. Axon AT, Beilenhoff U, Bramble MG et al. Variant Creutzfeldt-Jakob disease (cVJD) and gastrointestinal endoscopy.Endoscopy, 2001, 33:1070–1080.

4. Friedman S, Rubin PH, Bodian C, Goldstein E, Harpaz N, Present DH. Screening and surveillance colonoscopy in chronic Croh's colitis. Gastroenterolegy, 2001, 120:820–826.

5. Nelson DB. Technical assessment of direct colonoscopy screening:procedural success, safty,and feasibility.Gastrointest Endosc Clin North Am, 2002, 12:77–84.

6. Kavin RM,Sinicrope F,Esker AH. Management of perforation of the colon at colonoscopy. Am J Gastroenterol, 1992, 87:161–7.

7. 于皆平等. 纤维结肠镜临床应用技术.长沙：湖南科学技术出版社,1990.6.

8. 江学良,李兆申.溃疡性结肠炎现代诊疗手册.北京：中国医药科技出版社,2006.

9. 钟英强， 颜蓉， 李慧君. 消化内镜在炎症性肠病诊治中的应用. 国际内科学杂志，2007,34:683–684,697.

10. 刘希双,林萍,刘思良,等.结肠良性肿瘤的病理特点与发病规律.中国内镜杂志，2005,11:1030.

11. 项平,方颖.大肠癌内镜下的诊断与治疗进展.中国消化内镜,2008,2:30.

12. Joseph W. Leung, Kanat Ransibrahmanakul1, Lee Toomsen, et al.The water method combined with chromoendoscopy enhances adenoma detection. J Interv Gastroentero, 2011,1(2): 53–58.

13. Leung FW, Amato A, Ell C, et al. Water-aided colonoscopy: a systematic review. GastrointestEndosc, 2012, 76(3):657–66.

14. Rabenstein T,Radaelli F,Zolk O et al. Warm water infusion colonoscopy: a review and meta-analysis. Endoscopy, 2012, 44: 940–948.

15. 徐福星,项平.下消化道内镜学.上海：上海科学技术出版社,2011.1.

16. 工藤进英. 结肠镜插入法. 东京：医学书院,1997.8.

第八章

大肠镜的治疗技术

随着内镜技术的飞速发展,大肠镜治疗的范围越来越广,上消化道内镜开展的项目在大肠镜中几乎均可开展,与外科腹腔镜的联合治疗更是拓宽了大肠镜的治疗范围。目前大肠镜治疗技术包括:①高频电息肉切除术;②扩张术;③止血术(包括钛夹止血术);④金属支架植入术;⑤肠黏膜切除术;⑥肿瘤热疗术;⑦套扎术;⑧取异物术;⑨大肠扭转复位术;⑩大肠功能测定术,如大肠测压、大肠肌电,以及一些生物分子学技术在大肠镜中的应用等。这些高端治疗技术将有各种专著详细阐述和探讨,而本书只就息肉的切除做基础的探讨。

第一节 设 备

大肠镜下肠息肉切除术的设备相对简单,熟悉了解高频电凝切发生器和相关配件的正确使用,就可大大增加患者的安全性。

一、圈套器

圈套器有许多类型,对于经验有限的内镜医生和助手来说至少熟知1~2种圈套器是必要的。圈套器的制作不同,效果各异。不同特点的手柄和不同粗细的导丝很大程度上影响着对息肉切除的操作。一次性使用的圈套器有着诸如状况良好、可预知性等优点,目前提倡使用。而重复使用的圈套器和导丝也有可能重新塑形或是重新装配到另一套的塑料外套管内的优点。对无蒂息肉很多内镜医生喜爱使用标准大圈套器(直径>2.5cm)和微型圈套器(直径<1cm)和一些特殊圈套器,如带尖、带倒刺,或是硬导丝圈套器。圈套器有着各式的形状,手柄也各异,但更多取决于操作者

的个人习惯。不论何种圈套器,在开始息肉切除之前均应注意以下几点:

(1) 当圈套环刚好收至外套管前端时在手柄上进行标记(图8-1-1)。这是息肉切除术中重要的安全因素。这样可保证在圈套环离导管前端太远时不会过分收拉导丝,对于小的有蒂息肉不会因过分收拉致使电凝切不充分而产生机械切割,或是对于大的有蒂息肉将部分息肉表面组织也被一同圈套,容易造成因没有标记而切割不全出现出血现象。标记也可在插入后导丝显露于导管外时进行,但不是很便捷。很多手柄都会带有标记,但做一标记会更加安全,因为标记可以显而易见地提示导丝完全收至导管内。

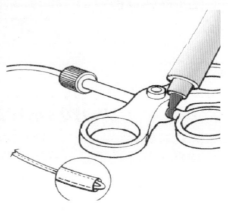

图8-1-1 手柄标记

(2)圈套器收拉的光滑自如感对安全性至关重要。圈套器的手柄要能轻易地开合,这样当圈套环位于息肉或其蒂后面不在视野范围内时,内镜医生能准确地知道所发生的事。重复使用的圈套器导丝在使用或消毒时可能会弯曲,当其不能在塑料鞘管内自由滑动时是很危险的,应及时将其丢弃。

(3)圈套导丝的粗细很大程度上影响着电切的速度和切割横断面。大多数圈套环由较粗的导丝制成,这样意外机械切割概率会减少,切割横断面较大,有助于局部凝血,但不利于电切。有些一次性圈套环较细,在蒂部血管凝固前应以较低电流切割或缓慢操作。当使用新型的圈套器时要格外小心。

(4)手拉的力度也很重要,尤其是圈套大的息肉时。圈套器使用之前应保证圈套环在外导管内离先端有15mm间距(图8-1-2)。这样即使外套塑料管变形时也可以确保圈套环套紧蒂部时的张力,尤其是切除较大息肉时。若收拉压力过小过慢,息肉切除则主要依靠较大电流作用,可能导致蒂中央血管凝固不充分,有术后出血的危险。如果圈套环收拉压力过大过快,在电切割前存在机械切割,可导致出血。

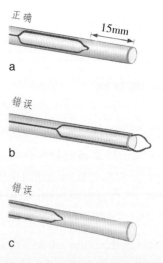

图8-1-2 圈套环与先端的间距

二、其他设备

(1)热活检钳用来治疗5mm以内的息肉。在治疗毛细血管扩张或发育不良时，如果氩离子凝固术无效，也可用热活检钳的凝固作用进行治疗。

(2)息肉收集可用Dormia(套石)金属网篮，尼龙网、三爪或多爪活检钳，或是气液分离器，尤其适用于多个息肉或细碎的息肉切除标本收集。当圈套器可以直接收集标本，就会节省更换配件的时间。

(3)注射器用于注射生理盐水、肾上腺素(或去甲肾上腺素)，可在急性出血时内镜下注射止血，或是扁平息肉切除时抬举注射，或做标记注射。有时直接用来喷洒染料，有利于观察黏膜表面细小病变，如小的扁平息肉或是早癌。

(4)在息肉电凝切除时，钛夹可用于预防出血或切除后止血。需要注意的是，过粗的蒂用开口过小的钛夹作为预防性出血是有风险的，有时需要套住剩余的蒂。但钛夹对突发的出血还是有一定疗效的。

第二节　息肉电凝切原理

高频电刀的工作原理在第二章第三节已经介绍，下面仅做一些补充说明。

一、高频电刀安全性

在应用高频电刀时主要是应用其电流产生的热效应来凝固血管和组织，甚至可以切割组织。在组织中产生的电场使细胞内离子流动，在相互碰撞过程中释放热能。高频电流方向相互交替。患者没有疼痛感，是因为每次电流交替，肌肉和神经膜没有极化的时间，不能产生传入的神经冲动，也就没有肌肉收缩。所以患者对高频电刀的电流没有感觉，对心肌也不会有危险。另外使用高频电刀时还有电极片保护。在较低功率下电切现代心脏起搏器是不受影响的。如有疑问可以咨询心脏科医生。在息肉切除时使用的是低功耗，几乎不可能直接烧伤患者皮肤。高频电刀的电流真正的危险是在工作时对肠壁可能产生的损伤。

二、凝固、切割及混合电流

凝固和切割电流的特点在前面章节已有介绍。它们共同特点是不会激发空气分子形成带电离子云,不会出现高温火花而发生电灼现象。电灼损伤面积大、深,易引起肠壁穿孔。

混合电流是连续正弦波和间歇减幅正弦波的混合波,所以能达到电切、电凝两种作用。不同的电刀功能各异,更换电刀时要谨慎,尤其是开始时设置低功率。最好在一个小的或较大的病灶周边测试后再使用。否则对大的病灶不能有效切除。

三、电流密度

电流的流动必须通过小的区域才能产生大的电流密度,这是电外科的基础。如何在内镜下将高温效应作用于病变组织凝切点上,而不伤及其他组织,这和电路中导线电阻、电极电阻及组织电阻大小有关。组织电阻最大约100Ω左右,特定组织(如脂肪组织)和失水组织在加热过程中电阻会增大,干燥组织也难于切割,电流流过较大面积的组织,总电阻和热效应会下降。因此组织电阻大小和电极接触面积有关。截面积越小,电流就越大,热效应就高,这样就容易使局部组织凝固汽化坏死,可达到凝固止血和切割的目的。

电外科治疗时,希望热量集中在作用极与局部组织的接触点,肢体电极部位温度尽量低,因此尽可能缩小作用电极与组织接触的面积,扩大电极板与体表的接触面积,才能达到治疗而不损伤其他组织的目的。电极板宽大平整或加用盐水浸湿的纱布等措施能增加电极板和体表接触面积。

四、凝切功率及时间的选择

热效应大小与功率即(电流)强度大小成正比,与通电时间也成正比($Q=kpt$,$p=I^2R$),因此要得到较高的热效应,就必须增加发生器的功率和延长通电时间,但局部高温可向周围深层组织传递,会引起附近组织的损伤,引发并发症。所以高频电刀应设置为高功率、短时间方式。

五、凝切过程中的关键因素

(1)息肉电切除的本质是横断之前凝固息肉蒂部中央核心的动脉和静脉。圈套环的收紧不仅是截断血流,而且使电流集中地流过核心部位。圈套环的坚固程度是非常重要的。圈套环收紧的面积与电流密度极为相关,而热量与电流密度正相关,因此圈套环越收紧则局部产生的热量越大,相反收紧的蒂与肠壁之间的基底几乎不加热,所以带蒂息肉电切术后罕见肠穿孔。作用的面积是热能集中的关键因素,圈套环的作用力和圈套导丝的直径是附加因素。息肉蒂部热量的增加相应地增加了局部切割力。热量随时间增加而增加。

（2）圈套环收紧程度是一个最重要的变量。因为圈套环收紧，热量就会呈立方增加。如果圈套环太松，很难加热所有组织；如果圈套环太紧组织会加热太快。因此，一个小息肉的软蒂应迅速电凝。较粗大的蒂在组织明显凝固前应减少收紧力度，需要稍调高功率和延长电凝切时间。因为视野不好以及镜头失真均会造成很难判断蒂的直径和质地。因此凭感觉判断蒂的状况是不准确的。尤其在使用塑料护套圈套器时，会出现圈套器的手柄已达到完全关闭的程度，而息肉蒂部实际上没有完全被收紧的状态。要确认新圈套器手柄完全闭合时，圈套丝应收入套内15mm，即可避免上述状况。因此在圈套大的息肉前，圈套器外鞘的检查也是非常重要的。同样，在息肉电切时使用低功率设置适当延长切割时间可以完成电切割目的。一般不必增加电流强度。一些具有自动切割设置的电刀，在圈套时会自动调节热量输出。

（3）缓慢加热是息肉切除的基本原则。在息肉电切前应将息肉蒂部适当电凝，在蒂部电凝过程中，可见蛋白组织变性而颜色发白、肿胀或汽化。若过度电凝，某些组织坏死可能会超出电凝变白区域，极易引起黏膜溃疡形成。如果电凝不充分，导丝可能就要引起机械切割，易发生继发出血，因为蒂部中心的厚壁血管是最后被切割的。这就不可避免地需要一个适当安全的偏低电流和适当长一点时间来完成，但这个时间不应超过30~40s，不然周围组织和深层组织就会受热的传导而损害，甚至损伤肠壁组织。此时增加功率，缩短时间更为现实，通常应用的功率不应超过30~50w。

（4）粗大的息肉蒂（直径≥1cm）更难以电凝，存在中心血管电凝不足的风险。尤其蒂部质地坚硬，相对不能收紧时，其内常常存在厚壁的血管。为达到充分电凝，可能需要更高的功率设置并从外周启动电凝，或者通过电凝收紧圈套器，同时迅速加热。但要注意短时间内过高功率造成的不良影响是加热非常迅速，而此时电切息肉蒂部核心部分恰恰需要缓慢加热凝固充分，所以要选择适当的高功率和加热时间。另外还要注意粗大息肉与肠壁的点状接触会引起接触点的电流泄漏，造成的不良后果，我们将在后面讨论。

（5）如果一个大的息肉蒂部没有产生电凝效应，应首先检查以下几种可能：电路和连接是否正确？圈套器组装是否正确并能否收紧？息肉蒂部是否正确圈套，息肉顶端组织是否被一并圈套并处于视野之外？其次，如果息肉蒂部粗大应考虑注射肾上腺素并准备尼龙圈套和钛夹。应重新将圈套环定位在蒂部更狭窄的部位，如果担心并发症或术中经验不足，将适时终止或更换他人处理。

第三节　息肉电切术的技术要领

即使是经验丰富的专家在运用圈套器切除息肉时也会遇到困难。技术不熟练的初学者,因为对于视野暴露不充分往往看不到较大息肉的全貌,所以会导致圈套电凝切不理想或不安全。

下面的步骤和提示,将有助于安全和有效的息肉电切除。

一、检查和标记圈套器

过于积极但缺乏经验的助手可能会在收紧圈套器充分电凝之前,急于强行收紧圈套器,尤其是在圈套器钢丝较细或息肉蒂部较细时,易发生机械切割。此时常可发现圈套手柄已收到外护套的末端,完全超越了手柄上的标记线。所以在圈套较粗大的息肉蒂部时,这个标记能够协助估计息肉蒂部的粗细,并警告有发生机械切割的可能性(图8-3-1)。

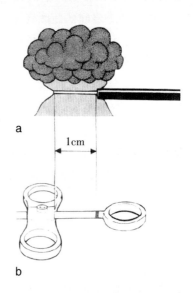

图8-3-1　估计息肉蒂部直径

二、熟悉电刀的使用

当第一次使用电刀时,应从最低设置开始,然后在每个设置的基础上每2~3s增加一档。确认到能进行有效电凝切最低电流设置。通常最低设置电流指数为2.5~3。

三、制定并遵循规定的息肉电切术的流程

在每一次息肉电切术前,检查连接线路、接线板的位置和高频电刀的设置。确保脚踏开关在方便的位置,尤其是在已经圈套住息肉的关键时刻,可以凭脚感觉而不是低头寻找脚踏开关即可完成电切。患者的移动或咳嗽、恶心也同样会使息肉转向而发生机械性撕扯或切割而引发出血。

四、操作过程

(1)由于肠镜镜头的广角透镜的视物变形,在镜下视野中很难评估息肉的大小及蒂部的粗细。用收紧圈套导丝的圈套器头端将息肉向四周推动来评估息肉的大小和活动度是非常实用的。息肉长度的测定可参照手柄的刻度;宽度可参照塑料圈套管鞘的宽度(2mm)进行评估。

(2)中小息肉切除时,当圈套环在镜端出现时,通常最好是将圈套环充分打开,然后通过镜身的控制(进退和旋转),将圈套环放置在息肉顶部,或是越过息肉的部位,打开圈套环,然后慢慢退镜,直至息肉顶部或头端套入圈套环中。有时因为位置的需要,将套管前压使圈套环反向套在息肉顶端或是息肉一侧或是息肉的基底部位,然后通过镜端的调控(轻微晃动)或配合圈套器套管的轻微抖动即可将圈套环套在息肉的理想位置,然后收紧圈套环进行电凝切除(图8-3-2)。可旋转的圈套器已在临床应用,其可将圈套环放置在常规圈套器难以放置的最佳位置。

(3)在圈套环固定收紧前,应尽可能使视野和息肉的位置有利于电切,尤其是很难将圈套环放置在息肉顶端时,改变患者的体位,可以改变息肉蒂的方向,便于视野中观察,或是通过镜身的旋转调整圈套器(或钛夹)至更有利的位置,如视野右下角。保持此视野位置直至电切的完成(图8-3-3)。

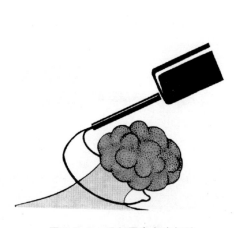

图8-3-2 反向圈套息肉切除

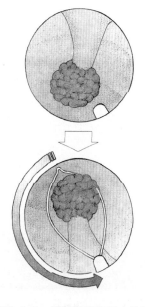

图8-3-3 调整视野和息肉位置

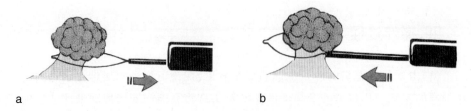

a   b

图8-3-4　推拉技术圈套息肉

(4)圈套息肉蒂部时应将圈套外套管头端顶住息肉蒂部("推"技术),同时收紧圈套环,如果没有顶住,助手收紧圈套环时,套环位置移动会套不住息肉或是息肉会从圈套环中脱出。或者术者将外套管抵近息肉蒂部,同时助手收拉圈套环("拉"技术)均可完全套住息肉。如果圈套环套的位置不理想,如套在息肉头端(或顶部)尝试抖动圈套环或反复打开收紧,以求圈套环套在适当的部位(图8-3-4)。有时可能使镜端的方向改变对息肉的圈套会有所帮助,即使失去理想的视野。

(5)依靠标志定位或是靠感觉,轻柔地将圈套环收紧。理想的位置应是息肉蒂部最窄的部位,留下一短段的正常组织,以利病理诊断和后续处理(图8-3-5)。初始收紧圈套环时应轻柔不可猛力收紧,因为圈套环如在不理想或错误的部位,一旦导丝切割到息肉组织就很难释放和重新定位。长蒂息肉,特别是怀疑恶变者,应该尽可能使圈套环靠下套紧,以确保病变的完整切除和减少恶性组织侵入正常组织的机会。

(6)如果圈套环套在错误或不理想的位置或难以判定息肉是否能被安全切除时,可以通过圈套环松开并抬举超过息肉顶部并向内推进,甚至必要时将镜端向前推进更容易释放圈套环(图8-3-6)。如果圈套环完全被困在息肉中,可运用细径的内镜(胃镜或小儿大肠镜)插入至其旁边,应用活检钳释放圈套导丝。根据类型的不同可以拆除圈套器或切断圈套导丝退出肠镜,而将套圈留在原位待其头端

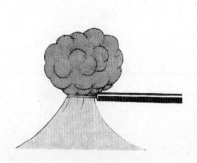

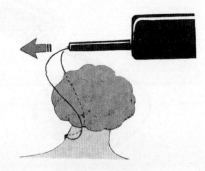

图8-3-5　理想的圈套位置　　　　　　　图8-3-6　释放圈套环

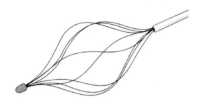

图8-3-7　多股记忆金属网篮

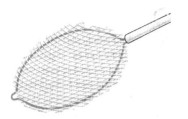

图8-3-8　尼龙网篮

脱落。如有必要可更换其他一位医生或是用一个新的圈套器切除顶部息肉进行新的尝试。

(7)使用低功率的凝固电流(15w或设置2.5~3)。同时套在息肉蒂部合适位置,轻轻收紧并利用电凝,持续3~5s的时间,可见局部组织肿胀变白。一旦圈套环下面息肉蒂或基底组织呈现明显的凝固,同时收紧手柄,电切立即开始。

(8)切下的息肉应及时收集回收,一旦丢失需要花费时间寻找。首先根据切除部位,在其上下寻找液体积聚处,切下的息肉组织可能掉落其中,如未能找到可用注射器喷一些水并观察它的流动。如果仅是水流回镜头前,切下的息肉可能在镜头的远端,需要退镜找到切下的息肉。

(9)切下的息肉标本的回收可能会用到圈套器或其他配件(如多股"记忆金属"Dormia网篮或尼龙网篮)(图8-3-7,图8-3-8)。应用肠镜吸引住切下的息肉意味着需要退镜并再次进镜,退镜会影响剩余结肠的检查。在多发息肉切除时,通过吸引来获得切除的息肉标本是一种务实且节约时间的方法。能成功吸出标本说明它可以通过吸气闸门(吸气通道最窄的部分),如不成功,拔出吸引阀门按钮,用食指堵住吸引阀门口,等待几秒钟,直到息肉压缩和快速被吸引出来。较小息肉或部分直径达6~7mm的息肉标本可吸到一个气液分离器(图8-3-9)或在吸引器与光源导向插头连接处放置一块纱布更为简洁便宜(图8-3-10)。

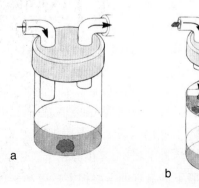

a

b

图8-3-9　带滤网的气液分离器

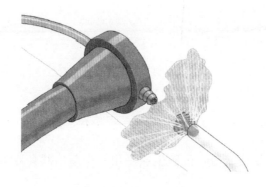

图8-3-10　纱布收集息肉

第四节　各种息肉的治疗

一、小息肉

(一)小息肉切除必要性及安全性

微小息肉切除即使使用气液分离器,也难以收集,故此小息肉有被一些内镜医生忽略的趋势,常常形容它们为"增生",错误地推断小息肉没有形成肿瘤的能力。如此小的息肉活检70%被证明是腺瘤,只有20%是增生,由于肉眼难以分辨腺瘤和增生,因此应切除看到的所有结肠小息肉,尽管这样的做法是否是最好的方法还存在争议的,但我们认为对于肠道内的小息肉应该给予积极切除为宜。但要注意的是,这种小息肉的切除术后1~12天仍有出现迟发性大出血的可能,因此在操作中一定要严格按照操作规程执行。

(二)圈套或"冷圈套"切除法

小圈套器对于圈套小息肉更方便,圈套后(直径为5~7mm)息肉通过吸引获取标本更为简捷。较大的息肉不能通过大肠镜的吸引通道,除非已变成碎片,需要通过标准的标本回收方式进行收集。有些内镜医生习惯用热活检钳钳取小息肉,这样易于直接搜集标本,但是圈套与热活检术相比,其优势在于通过对息肉基底部的黏膜压挤,从而减少剩余黏膜及黏膜下的血管的电凝损害广度和深度,所以有些内镜医生主张用圈套的方式切除小息肉,甚至有些内镜医生主张无电凝的"冷圈套"尤其是在口侧结肠,对于已圈套好的小息肉从基底部直接用圈套器切除,以避免任何的热损伤性溃疡和延迟出血的危险,但我们认为这种方法不应提倡。

非常小的息肉圈套切除后其收集是很困难的,经常有丢失标本的情况发生。现在使用的气液分离器比老的黏液吸引器(支气管镜或新生儿护理设计)对息肉收集有明显的帮助,因为每个标本是被收集在一个单独的编号空间,并纳入过滤器,即使有过多的液体被吸出仍可防止标本的丢失。对单一的息肉把纱布放在吸引管上捕获则是个更经济实惠的方法。

(三)"热活检"钳除法

对于1~5mm的小息肉,热活检钳除法是一快速和有效的方式,尽管偶尔会并发出血(图8-4-1)。与圈套术后经常发生组织学标本丢失相比较,热活检钳除术具有组织学标本获取率95%以上的优势。组织学证据对于患者的治疗方案具有相当的重要性,因为腺瘤的数目对于预测发生肿瘤的风险非常重要,所以就会对随访的方式产生影响(见下文)。热活检钳与传统的诊断活检钳唯一不同之处,在于热活检钳有与高频电刀相连的手柄及塑料绝缘外套管(其形成的闭合电流通路和息肉电切通路相同),均采用低功耗电凝切除小息肉。获取的标本不被活检钳开口处的电流通过,所以不被加热(除非通电时间过长,产生热传导),而不会影响病理诊断。该技术在1~2s内即可对局部组织和其下的供应血管有急剧加热的作用,造成局部组织溃疡形成,此溃疡是浅表的,会在随后的两周内愈合。

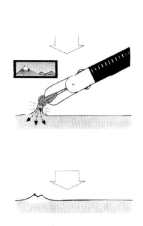

图8-4-1 热活检钳钳除小息肉

安全"热活检"取决于局部加热的效果及以下的技术细节:

(1)必须选择合适的小息肉,如果息肉比预期更大时不要坚持应用热活检术,应改用小圈套器。

(2)热活检钳应只抓住小息肉的顶端,以避免损伤肠壁深层,与正常的黏膜活检一样。

(3)通过大肠镜的成角度的调控或是轻微回撤热活检钳,即可将息肉基底像有蒂一样被牵扯起来(像小山样),因为肠黏膜下层组织比较松散(类似于手背皮肤),这种情况在薄壁的近端结肠仍存在出现并发症的危险。为了安全起见,可以考虑在息肉底部注射肾上腺素生理盐水或甘油果糖,再进行热活检,则可最大限度减轻肠壁损伤。

(4)在治疗时,确保热活检钳的黑色绝缘外皮在视野内可以看到,以避免金属部件和肠镜头端接触。

(5)应用电凝电流最长时间为2~3s。由于伪蒂顶端是最窄部分,因此局部电流密度最大,会迅速产生电凝切效应。电凝的范围是可见的,比如局部发白,但最好只局限到山腰间,进一步蔓延是不必要的("富士山效应")(图8-4-1),因为正常组织被加热损伤,随后也会坏死。

(6)息肉直径>5mm就不适合热活检钳钳除,因为息肉基底部比活检钳接触的面积还要广泛(图8-4-2)。更危险的是,电流会从热活检钳的接触点扩散(在加热波及的周围组织内会造成坏死)。用热活检钳凝固时间过长或企图切除大息肉,将会引起深部溃疡,可伴有迟发性出血的风险。甚至全层加热导致穿孔(尤其在口侧结肠2种风险均存在)(图8-4-3)。如果息肉过大应避免使用热活检钳除,换用常规的圈套法切除息肉。

二、易出现问题的息肉

(一)无蒂息肉

1. 直接切除和分次切除

切除一个无蒂或广基息肉时,局部加热时很难突出实现"电流密度"原则。这就是为什么内镜医生切除大的无蒂息肉或广基息肉会出现问题。正因如此,分步切除法是更安全的选择。"自动切除"电刀设备可能会有所发展,因为它们在电切开始时提供高功率,此后会迅速减少到比较安全的水平。许多直径10~15mm的所谓的"无蒂息肉",如果只是简单的"亚蒂"型,可以被充分圈套切除,如果是广基的可以被圈套压缩成"伪蒂",也可圈套切除。或者圈套前通过黏膜下注射液体将息肉组织抬举

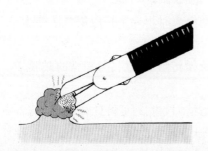

图8-4-2　息肉大于5mm不适合热活检

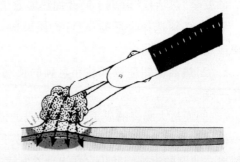

图8-4-3　电流扩散

起来与黏膜下组织分离再行电凝电切术。

2.避免风险的方法

反复移动收紧的圈套器,通过观察息肉和肠壁的活动状态,可以判断无蒂息肉全部或部分被圈套住,如果仅是套取的肠黏膜活动,而肠壁不动,提示没有危险。如果肠壁随着圈套环移动,提示整个肠壁已经被圈套住,将会发生危险,此时应重新定位,只需圈套住病变部位(图8-4-4)。如果隆起的息肉基底部直径>1.5cm,无蒂,最安全的方法是将息肉顶部分次切除,每次切除不会伤及肠壁全层,由于息肉顶端的血管比蒂部少,从而减少了出血风险(图8-4-5)。

3.黏膜下注射息肉电切术

黏膜下注射生理盐水抬高无蒂的扁平息肉使之更容易切除。这种技术于1973年在大肠镜治疗中应用。最初获取小的无蒂息肉(扁平腺瘤)的组织病理标本。目前已成为切除大的无蒂扁平息肉的常用技术(图8-4-6)。目前内镜下黏膜剥离术(ESD)也借助黏膜下注射液体来完成。黏膜下注射息肉切除术即EMR,是内镜息肉切除和内镜下黏膜注射术发展而来的一项技术,对于切除较大的息肉是非常有益的。该技术能提供一个乏血的、抬举的平面和一个肿胀的黏膜下基质的"安全垫",保护肠壁不受热损伤。注射液通常使用生理盐水(0.9%)或者在生理盐水中加注1:10 000肾上腺素注射液,其吸收较快(2~3min),所以圈套法需要相当快来完成。为了延迟吸收时间,可应用高渗溶液(2N的盐水、10%的葡萄糖、5%果糖、10%甘油或

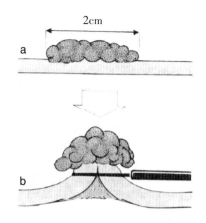

图8-4-4　无蒂息肉直接切除的风险

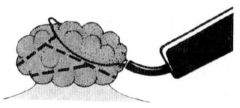

图8-4-5　息肉分次切除

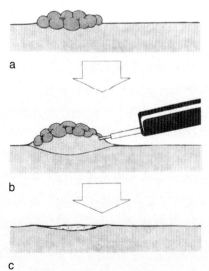

图8-4-6　黏膜下注射液体技术

透明质酸钠,加或不加肾上腺素)。一些专家加几滴亚甲蓝或靛胭脂能清晰显示病灶黏膜下液体的边界,有助于判断固有肌层是否受累。用连接10mL注射器的硬化剂注射针将上述液体注入黏膜下层,边注射边退针直至可见病变部位黏膜处抬起,黏膜下形成"平面分离"。注射可能出现过浅或注入过深,过深会注入腹膜(或腹腔)。通常注射1~3mL液体就足以将小息肉抬高,立即圈套切除。但较大的息肉可能需要20~30mL液体。

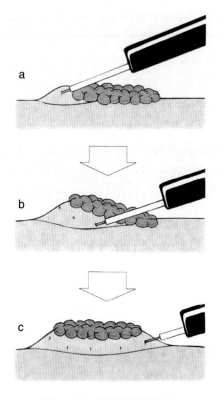

图8-4-7　黏膜下注射顺序

第一针注射在大扁平息肉的近端(口侧),这样黏膜肿胀鼓起看得很清楚,然后顺序在肿胀黏膜边缘进针通过息肉表面进针注入。可能要多达30mL液体才可抬举4~5cm直径的扁平息肉(图8-4-7)。

若注射失败,不能将扁平息肉抬举起为抬举征阴性,有恶性肿瘤的可能,浸润可能已达更深层次。这就需要组织学诊断或超声内镜评估或是通过其他方式检查后决定是否手术切除。

(二)大型无蒂息肉

(1)即使非常大的无蒂息肉通常也能通过大肠镜切除,但临床判断很困难。内镜下切除通常是不具备外科手术条件的患者。根据临床经验,有人建议无蒂息肉超过结肠周长1/3或涉及两个皱襞,不考虑内镜下切除。实际上无蒂息肉直径大于10cm以上者内镜下切除治疗是可能的,但要求术者有足够的内镜治疗经验,而患者需经多项检查,且认可并理解潜在的风险和可能出现的并发症,才可实施。

(2)分步切除法可以完成大型无蒂息肉的切除,但要注意瘢痕会使黏膜下注射不成功。对于一个非常大的息肉分步切除可能需要30~40min,注射液体的技术会使镜下切除更安全。要求术者技术娴熟灵巧,有耐心,不要急于求成。大部分息肉切除后,氩离子凝固术(APC)会更安全地灼除基底及周边的残余息肉及止血治疗(图8-4-8)。完成之前需要用印度青墨汁在相邻黏膜下作侧标记,以指示将来复查分次切除息肉的部位,或是病理评估后为手术需要做准备。

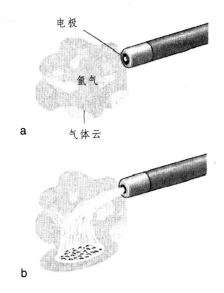

电极

氩气

a

气体云

b

图8-4-8　APC辅助补充治疗

（3）息肉的近端如果很难观察清楚，不能确定目标，可在注射或圈套前应用儿科内镜观察。另外一些配件和应用技巧是非常有用的。比如用带刺的圈套器、细单丝圈套器，尖端带齿圈套器的前端通过适当的点插入黏膜表面，张开后更容易控制圈套环。应用"针形刀"沿注射的液体垫周边做预切开，抬高息肉的边缘，更容易使圈套器扎牢息肉。或可使用标准的圈套器前端通过电凝的方法（短时间内）将圈套器的前端锚定于黏膜，再进行圈套切除。或是利用双孔道大肠镜，用抓取钳将息肉提起，将事先套在抓取器的圈套环套住抬高的息肉，收紧后行息肉电切。

（4）目前，我国许多医院开展了无痛大肠镜诊治，应注意掌握麻醉深度，须知患者的疼痛和不适可能是出现并发症的先兆信号。无蒂息肉切除中的疼痛除由过度充气所致外，要警惕全层加热而激活腹腔痛觉神经末梢。如果疼痛出现，抽吸气体后疼痛无法缓解时要高度怀疑穿孔的可能，应立即终止电切术，进行相应的诊治，至少3周后再评估是否需要内镜下切除。

（三）直肠大息肉

由于距肛缘12cm的直肠段位于腹膜反折以下，因此这段直肠内的大型无蒂息肉位于腹膜外区域，这使得肛肠外科技术更易于应用，且能得到大的组织标本。麻醉会使肛门松弛扩张，易于左右手交替操作，对有潜在出血风险患者，可行缝合结扎出血部位。内镜医师应根据镜下所见情况评估是否能进行内镜下直肠息肉的切除，以免造成因内镜下切除失败而留下瘢痕组织，会影响黏膜下注射及肛肠外科手术的进行，因此不宜盲目镜下切除，应适时地将患者转给肛肠外科。直肠只能使用1:200 000的肾上腺素溶液，因为可能需要的量很大，存在全身血液循环及严重心率失常的危险。超过肛门边缘12cm以上的无蒂息肉可以采用Buess手术（经肛门内镜显微手术），但技术娴熟的内镜医生会结合氩离子凝固术、黏膜下注射的方法采用分步黏膜切除法，也能镜下切除直肠大的扁平息肉。

较小的靠近肛管直肠息肉，可在局部麻醉注射后翻转镜身圈套切除，如果息肉很小，可采用快速圈套术（应用"冷圈套"）切除。直肠壶腹远端3~5cm很难正常观察,且有丰富的感觉神经,热烧伤造成的痛苦与灼伤外部皮肤一样。

(四)大的有蒂息肉

息肉的大小有时会呈现假象,因为视觉判断大小是相对于大肠管腔直径的。因此,口侧端结肠和盲肠息肉往往被误认为比实际要小。憩室病可造成管腔变窄,息肉往往被误认为比实际要大。

在圈套大的有蒂息肉时,应适当增加电凝以减少息肉蒂部切除时的出血。开始之前应多花些时间做充分准备。其注意事项如下:

(1)准备好肾上腺素注射针(事前要充满肾上腺素)以备出血时迅速使用。备好钛夹和尼龙丝圈套器。

(2)用圈套外导管触及息肉并左右移动(此时注意应将圈套器收入导管中)息肉蒂部,以判断其息肉直径长度和活动度。

(3)尽可能获取最佳视野,如有必要可以旋转内镜或改变患者体位(图8-3-3,图8-4-9)。

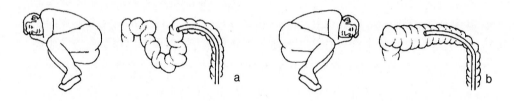

图8-4-9　转换体位。(a)右侧卧位。患者向右侧卧位时,在横结肠的中部附近,松弛的肠管因打弯形成扭曲,致使视野不佳;(b)左侧卧位。采取左侧卧位之后,由于重力作用,横结肠的弯曲部分移至身体左侧,此时要保持内镜镜身的正确方向,采取"回转穿行技术",使肠管短缩套叠在内镜上。

(4)将圈套环导丝放置在息肉蒂部最狭窄的部位,确保电切局部组织通过最大电流密度。

(5)通过"预圈套"息肉蒂部较低位置,以扩大电凝的区域。即轻轻收紧圈套环,进行息肉蒂部的预热电凝但不做横断切除,然后轻缓释放圈套环,将圈套环改放于息肉蒂部较高位置,进行常规的息肉切除术。

(6)延长电凝时间,至蒂部肿胀发白,表明可以安全电切。

(7)当切割过程中,出现蒂部中心部位不能有效切割时,应考虑增加电流指数,而不能过度用力收拉圈套,造成机械切割,这是因为粗蒂息肉蒂部中心的厚壁血管常常被最后切断,通过提高电流指数做进一步凝切,电流的凝切热效应有助于厚壁血管切割,并且能避免出血。

大的有蒂息肉电切术中的并发症,尤其是出血需要提前预判(所以常常避免)。大息肉往往存在有丰富的厚壁的滋养血管。当出血时应立即应用注射导管针注射肾上腺素或是采用尼龙圈套器或止血钛夹,这些方法还是很有效的,要注意采用各种有效预防措施及电切方法。息肉切除后的即刻出血已不常见,但迟发性出血是不可预知的。下面将避免息肉切除后出血的切除技巧、各种预防措施及常用配件的使用做具体介绍:

1)如何看待和避免对侧黏膜烧伤:大的有蒂息肉圈套过程中息肉头部会自然垂下,不可避免地触及肠壁的某些部位,"漏"电电流会在每个接触点烧伤肠黏膜并且使切除的息肉加热的效应低下,而这些现象往往超出术者视野(图8-4-10),有可能造成对侧黏膜的烧伤,电凝过程中通过移动圈套器使息肉头部移动,避免在一个固定点加热,或者确保息肉顶部和对面肠壁大面积接触,使接触部位电阻很小,造成的热效应微不足道,则可避免对侧黏膜的烧伤。

2)确保圈套息肉下方充分电凝:在大息肉的电切术中,在确信息肉与对侧黏膜大面积接触的情况下,尽量保持看到息肉蒂部。一定要确保电切前圈套环下能看见充分的电凝发生。如果息肉蒂的泄漏电流从头部漏出较多,电凝就可能会主要出现在圈套环之上的蒂部而环下蒂部的血管未经充分电凝而导致出血(图8-4-11)。

3)再次圈套电凝:息肉头部切断后,如果残端显示电凝效果不好,发白范围较小,或中心可见血管,明智的做法是行"后圈套",即将圈套器再次套住残蒂,轻轻收紧蒂部并再次电凝(不要电切),然后再轻轻张开并撤出圈套环。

4)息肉蒂部肾上腺素的预注射:在息肉基点部一点或多点注射肾上腺素生理盐水溶液1~10mL(1:10 000),大约在1min后,内镜医生可以看到息肉蒂变白、肿胀,

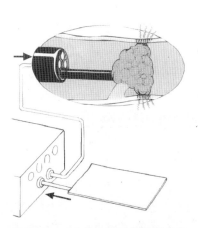

图8-4-10 点状接触引起局部灼伤

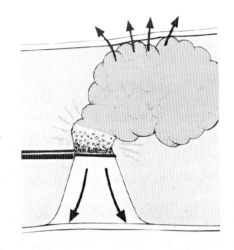

图8-4-11 大面积接触的益处和风险

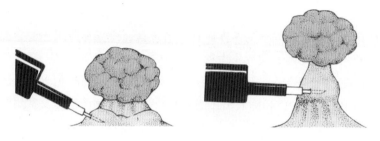

图8-4-12　有蒂息肉注射切除法

因为缺血息肉头部逐渐变成紫红色。通过息肉蒂上部或注射区以上部分横断切开，可降低出血风险(图8-4-12)。

5)尼龙圈套环及钛夹的应用:对于大的有蒂息肉或正在使用抗凝剂或阿司匹林的患者,在息肉电切术中使用尼龙圈套环是最可靠的方法,它可以勒紧剩余蒂部。因为标准的圈套环难以通过>2cm的息肉头部,而尼龙环可以完全胜任,息肉电切术后尼龙圈套环勒紧在蒂部残端避免切除后出血(图8-4-13)。对于较细的蒂部可以术前或术后放置一个或多个钛夹,尤其适用于终止扁平息肉电凝切除后的出血。

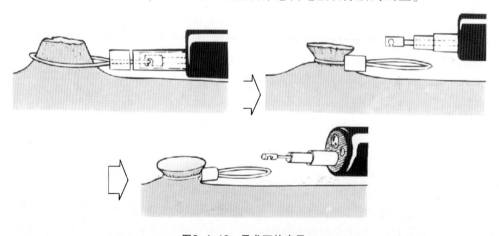

图8-4-13　尼龙环的应用

第五节　息肉切除标本的获取

一、大息肉标本的获取

大息肉(3cm或以上)通过肛门较为困难,不易获取。如果用牵拉套圈或抓取器获取大的息肉标本,容易使其变成碎片。多股Dormia网篮或息肉收集尼龙网会避免这种情况,要求患者用力做排气动作,放松肛门括约肌,同时将大的息肉标本轻柔地从肛门牵拉出。有时左侧卧位下无法回收息肉,可以嘱患者蹲在地板上或便桶座位上配合牵拉息肉,这样符合生理排便动作,有时则是一种补偿性尝试,或可成功回收息肉。或者将外套管通过大肠镜插入直肠,将息肉拉至套管末端,然后将其整体取出。直肠镜和持物钳都可以应用,随镜退出时一并取出息肉。

二、多发息肉的发现和标本的获取

(1)90%的腺瘤患者都只有1~2个息肉,如果发现超过5个是少见的。一些多发息肉(如增生性息肉、黑斑息肉综合征、幼年性息肉、错构瘤性息肉或炎性息肉)均是非肿瘤性息肉,但内镜下难于辨别,有6个或以上的明显腺瘤的患者是罕见的。在行电切术之前进行全结肠、直肠的镜检是十分必要的,要排除其他小息肉的存在,并排除家族性腺瘤性息肉病的可能。直径<1mm的微小息肉由于光反射的缘故,普通白光内镜直视下是难以看到的。而结肠黑变病患者大肠黏膜也许可以很好显示微小的非色素沉着的息肉或淋巴滤泡。

(2)染色内镜的染料喷洒使视野更精细入微,几乎达到立体显微镜水平。其原理就是利用表面染料的喷洒(0.1%~0.2%的靛胭脂溶液或0.5%~1%的亚甲蓝溶液),使任何直径在0.5mm左右的小息肉即可显示。这些小息肉在镜下的表现就如同在蓝色背景的海洋中的苍白岛屿。染料可用染料喷洒导管在退镜时喷洒。更为简单的方法就是用注射器通过活检孔道将染料(5mL)推出,数秒钟就会使部分结肠黏膜染色。有机硅除泡剂可以添加在染料中,以避免将小气泡误认为是微小息肉。任何的息肉组织学定性是至关重要的,由于小的腺瘤和淋巴滤泡不易区分,因此收集到的标本必须送组织学检查,以便确定患者的治疗方案与随访。

(3)为避免多次插入大肠镜获取多发性息肉,需要运用实用的多种方法。实际工作中,多发息肉标本的收集可以使用多种配件(如多股Dormia网篮或息肉收集尼龙网),能同时获得3~5个中等大小的息肉。如果只有1~2个息肉可以用圈套器获得。热活检钳或圈套器切除的小息肉标本,可以用气液分离器或吸引管道内放置一纱布获取。洗出技术也是一种收集大量息肉的方法。如果患者需要一次性切除数十个多发性息肉,虽然其中很少有潜在恶性的息肉,但也需要标本的收集,在息肉切除术后,首先将切除的息肉放置于降结肠及乙状结肠,然后使大肠镜镜端越过脾曲后,予500mL温水冲洗肠道,并向口侧结肠注气,使患者有一定程度的腹胀感,在大肠镜退出肛门前,注入磷酸盐灌肠液。大部分息肉或息肉碎片在几分钟内即可排出。

(4)因为在部分结肠炎患者中息肉有发生腺瘤可能,1cm或更大的炎性息肉仍应切除。炎症后形成的息肉,也被称为假息肉,是大肠黏膜的溃疡在愈合过程中纤维组织增生及溃疡间黏膜下水肿,是正常黏膜表面逐渐隆起而形成。假息肉一般表面光滑发亮,较小,细长弯曲,形状不规则,一端游离或两端附着在肠壁上而中间悬空,呈桥样。如有可疑,可进行活检以确定其性质。较大的炎性息肉有出血倾向,并难与腺瘤区分。它们可以形成肉芽组织或错构组织相似的错构瘤性息肉(幼年性息肉),这类较大息肉圈套切除术后易出血,部分因导丝切割过快,也可能因为血管丰富。任何广基或无蒂息肉尤其是炎症性肠病局部出现的隆起病变时应格外警惕,它们可能是所谓的异型增生肿块,常见的是高分化异型增生。对于这种可疑病变,圈套切除前,应对基底周围黏膜活检,以明确病变性质。

第六节　恶性息肉

如果息肉形态不规则,表面有溃疡形成,僵硬或蒂粗大,应当怀疑有恶变,通过圈套器外套管触诊局部质地坚硬提示恶变可能。在切除带蒂息肉时, 如果考虑恶变,在切除时确保横断面已经达到息肉的最低点至关重要,确保任何侵入蒂内的病变必须切除。内镜报告上应指出息肉是否被完整切除。如果需要复查最好在两周内,因为此时可以看到愈合溃疡面和瘢痕,利于再次活检或标记。由于每个息肉都有恶变可能,最好将每个切除的息肉都能回收,并在病理单上标记其位置。仅描述距肛门的距离是不够的,因为位置不完全准确。

可疑部位或息肉切除部位应进行标记,有助于进行追加手术治疗。标记可用稀释的印度墨汁注入黏膜内。1mL注射于毗邻息肉切除部位,对于后续内镜随访是足够的。但如果需要手术切除则需要4个象限注射,以确保定位准确。为了避免墨水渗漏,首先用盐水在黏膜下打起一个丘状隆起,然后更换注射器,将1mL墨汁注入。印度墨汁中的碳离子可以多年停留在黏膜下层(甚至是终生性的)。内镜医生很容易看见蓝灰色标志(图8-6-1)。如果没有消毒的印度墨汁,可以通过过滤器后再进行局部注射。书法墨汁或水彩涂料是不可取的,因其含有有害物质能引起炎症或腹痛。

恶性息肉是否被充分切除是与复发密切相关的常见问题。有时经病理证实的恶性息肉在镜下无特异性表现往往令内镜医生感到意外。若肿瘤呈中高分化,而切缘距

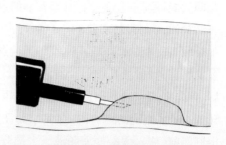

图8-6-1　印度墨汁标记

肿瘤在1mm以上,这时可以认定内镜下切除完整,目前倾向于不推荐手术治疗。在这种情况下,肿瘤局部残留或手术切除的淋巴结受累可能性是非常小的,反之立即手术的话,老年患者死亡率可达1%。

恶性息肉外科手术适应证:无蒂的恶性息肉;病理结果显示肿瘤与切缘距离不足1mm;低分化癌及其他有转移风险的恶性息肉。

在上述情况下,淋巴结转移可能性很大,除非患者手术风险过大,否则应选择手术治疗。要从临床角度权衡手术风险和远期生存的利弊。应整合病理专家、患者及患者家属的意见来做出合情合理的决定。当诊断还有疑问时,年轻患者从安全角度和情感方面都要求积极采取手术治疗。而对于老年患者,手术的选择应十分慎重,经常出现患者死于手术而不是肿瘤复发或转移。但另一方面必须强调任何情况下都不能确保手术达到100%无癌残留。已经有大量死亡分析报告显示,尽管外科医生和病理医师都认为手术已将肿瘤完整切除、无癌残留,但患者还是死于肿瘤远处转移。

第七节　息肉切除术后并发症

一、出血

最常见的治疗并发症是出血,通常发生在息肉切除术后1~14天,偶尔术后立即出血。由于内镜医师已最大限度地应用了"慢热"电凝切技术,结合注射肾上腺素或用尼龙环或钛夹夹闭止血技术,使息肉出血的并发症概率低于1%。大息肉切除后出血更为少见。

(一)立即出血

立即出血在内镜下通常看到的是缓慢的渗血或是小动脉的喷射。应立即控制动脉出血,任何拖延可能会导致视野模糊或血凝块形成。如果血液掩盖出血点,可予盐水冲洗,防止凝血影响视野。如果凝块形成则难以吸引清除,这时可以让患者右侧卧位,对于远端结肠易于暴露出血部位,如发现病变可进行镜下治疗。发现出血应立即内镜下治疗,迅速重新圈套剩余的息肉蒂或者黏膜下注射肾上腺素 (1:10 000,5~10mL)在残余蒂周围的邻近组织。如果蒂重新捕获,不需要电凝,单靠简单的圈套即可有效(收紧圈套器10~15min)。如果释放圈套器出血复发,可以进一步电凝或注射,如有必要可以使用其他设备。如经过一切努力,动脉仍然出血,最优的解决方案是进行选择性动脉插管栓塞或输注垂体后叶素 (已有单独静脉应用垂体后叶素或生长抑素的成功报道)。外科的应急手术应随时准备并保证充足的备血。

(二)继发出血

继发(或延迟)出血可发生在电切术后12~14天,尤其是圈套较大的息肉或热活检钳除过大(超过5mm)的息肉。延迟出血可能发生在服用阿司匹林的患者,因此这种患者如果进行多个或大息肉切除术,理想情况下应停用阿司匹林7~14天进行提前预防。左侧结肠持续性或继发性出血的症状是粪意频繁并反复出现新鲜血块;而在右半结肠,出血量和速度很难评估,因为血液排出通过较长的路径导致性状的改变。

所有做过息肉电切的患者都应知道有迟发性出血的可能性,一旦出现轻微出血,就需要到医院进行观察,以除外是否存在持久或大量失血。延迟出血通常能自发地停止,但偶尔也需要输血或重复大肠镜检查。

二、穿孔

(一)息肉切除术后综合征

"息肉切除术后综合征"包括:发热、疼痛和假性腹膜炎,提示有"闭合穿孔"存在,即伴有全层肠壁的热损伤。这是难切息肉电切术偶尔出现的后果,尤其在口侧端结肠进行大的无蒂息肉分次切除后。切除术后局部腹痛和发热持续12~24h。X射线没有膈下游离气体的表现或弥漫性腹膜炎的迹象。腹膜的炎症反应导致局部结构改变(通常由大网膜或小肠覆盖),所以它是一种自限性的事件。卧床休息和全身应用抗生素是保守的治疗方法;如果症状和体征不能迅速缓解,手术是明智的选择。

(二)直接穿孔

直接穿孔是极少发生的,往往可能采用保守的治疗方案,这取决于息肉基底的面积。在精心准备的肠道中用圈套器或热活检钳切除小息肉,显然是"低风险",而在结肠准备不好的情况下进行较大或无蒂息肉的镜下切除手术,术后一旦出现穿孔的体征,应立即外科会诊,手术是最安全的治疗方法。

三、安全预防措施

任何息肉切除都存在潜在的危险,所以坚持所有可能的安全措施是必不可少的。如果设备是完好有效的，必须精心保养和维护。不要用力弯曲或折叠连接线，否则会将它们折断；如果发现部分断裂，应替换或进行修补。最重要安全因素是有一套严格的流程，按正规的操作规范完成每一步息肉电切，因为人为犯错概率要比机器故障率大。严格的方式是这样的：对于内镜操作者的要求，助手要重新对其叙述一遍，以便相互知道要做什么，助手和操作者要核对每一步程序。为了有一个清洁的术野，优质的肠道准备是所必需的。如果肠道准备不好，在进行乙状结肠或全结肠镜诊疗时，可以用二氧化碳取代空气进行充气，防止氧气、甲烷、氢气等引起爆炸的危险，或通过反复气体交换完成大肠镜诊治。

内镜操作者还要考虑到患者服用的药物对内镜诊治的影响。为了减少迟发性出血，服用阿司匹林和非甾体抗炎药以及其他抗凝药物的患者，术前至少7天和术后7~14天不要服用此类药物。在实际工作中，若患者正在服用抗血小板药物治疗，而又必须进行息肉切除治疗，此时应做到以下几点：①必须由有经验的内镜医师行内镜下息肉切除；②患者术前要被告知有可能发生迟发性出血及可能进行二次内镜下治疗；③术中应充分电凝，切除后的残蒂予以钛夹夹闭或尼龙圈套扎，以防出血；④若相关内科医师允许，息肉切除术后患者暂停服用抗凝药物10~12天；⑤某些医师利用肝素来代替抗凝药物的方法，疗效并不十分可靠，仍有引起迟发性出血的可能。

上述的大肠息肉切除原则和方法同样适用于食管、胃、十二指肠的息肉切除，近年内镜黏膜切除术(EMR)、内镜下黏膜剥离术(ESD)已成功应用于大肠镜治疗，相关内容在第五章中已经述及。

第八节 其他疾病肠镜治疗方法概述

经内镜钳道(TTS)球囊扩张术：球囊扩张技术同样可用于大肠狭窄的治疗，尤其是近年出现可经内镜钳道插入的球囊扩张器，使得内镜下肠道狭窄的扩张更容易，有关应用原则及操作方法，前已述及。

结肠梗阻导管置入术：可以通过此导管置入，缓解肠道梗阻症状，利于术前肠道准备，并能减少二期手术。

肠扭转和肠套叠治疗术：大肠镜可以发现乙状结肠扭转，可通过大肠镜进行治疗，肠套叠在大肠镜下也很容易诊断，但通过大肠镜根治可能性不大，因为没有充分的压力缓解开套入的肠管，更常见的是末端回肠套入盲肠，手术是防止再次发生的根治方法。

血管发育不良和血管瘤治疗术：氩离子凝固术(APC)是目前相对方便、有效、安全的治疗方法,如果没有APC也可进行其他电凝方法治疗,由于血管发育不良和血管瘤主要发生在肠壁较薄的口侧结肠,因此治疗时需格外小心,防止并发症的发生。

　　以上是大肠镜的治疗的梗概,是从基础角度介绍的,关于这些治疗的详细阐述国内外都有大量的专著,这将是我们内镜医师的必读之物,是我们的良师益友。但千里之行始于足下,对于内镜治疗的初步了解还是极为必要的。

参考文献

1. Ellis KK, Fennerty MB. Marking and identifying colon lesions. Tattos, clips, and radiology in imaging the colon. Gastrointest Endosc Clin North Am, 1997, 7:401–11.

2. 徐富星,项平.下消化道内镜学.上海:上海科学技术出版社,2011.1.

3. Waye JD. Endoscopic mucosal resection of colon polyps. Gastrointest Endosc Clin North Am, 2001, 11:537–48.

4. 李兆申等. 胃肠道疾病内镜诊断与治疗学.北京:人民卫生出版社,2009.9.

5. 吕愈敏,顾芳,李改英,等.早期大肠癌的内镜治疗.中华消化内镜杂志,2000,17:134.

6. 于恩达,孟荣贵,徐洪莲,等.内镜黏膜切除术治疗大肠广基大息肉.中华消化内镜杂志,2005,22:299.

7. Consolo P, Luigiano C, Strangio G, et al. Efficacy, risk factors and complications of endoscopic polypectomy: Ten year experience at a single center. World J Gastroenterol,2008,14(15):2364–2369.

8. Repici A, Tricerri R. Endoscopic polypectomy: techniques, complications and follow-up. Tech Coloproctol, 2004:s283–290.

9. Repici, A; Hassan, C; Vitetta, E. Et al. Safety of cold polypectomy for<10 mm polyps at colonoscopy: a prospective multicenter study. Endoscopy, 2012, 44: 27–31.

10. Peter B. Cotton, Christopher B. Williams,Practical Gastrointestinal Endoscopy Fundamentals.5th ed. Oxford: Blackwell Science Ltd, 2003,04.

附 录

患者内镜诊治须知

本须知旨在向患者讲述必要的相关内镜知识，以便在诊治过程中能够给予积极配合。

一、什么是胃镜？有何功能？

胃镜是一个细长易弯曲的长管，它的顶端可发出不会烫伤的冷光并将胃腔看到的所有影像通过摄像机(或照相机)记录下来，并将其传送到电视屏幕上。医师会观察食管、胃及十二指肠的情况做出诊断或治疗，而且这些图像可被保存及打印。胃镜是发现上消化道(食管、胃及十二指肠)炎症、溃疡、肿瘤及其他病变的最佳手段，同时可进行息肉切除、异物取出、狭窄的扩张、止血及癌前病变和早期胃癌的胃镜下切除等治疗，以及部分胃肠道功能检查。

二、您该做些什么准备呢？

(1)签署知情同意书，并对检查目的、过程及注意事项充分了解。

(2)检查前6h禁食水，保证您的胃是空的(一般前一晚12点后禁食水)。如果有下列情况，请告知您的医生(若为住院患者，相关病历会记载以下情况)：①高血压病、糖尿病及其他全身疾病(尤其心、肺、肝、肾等疾病)；②可能或确定已经怀孕；③药物过敏史，尤其对麻醉药品；④正在服用的药物，如抗生素、降压、降糖、降脂，尤其是一些抗凝药，如：肝素、华法林、双香豆素或阿司匹林等。

(3)检查前应停用抗凝药(1~2周)，用少量的水送服您往常服用的降压药及心脏病药、止咳定喘药，遵嘱使用胰岛素及降糖药等，不要服用抗酸药。

(4)带上您正服用的药物以便查对,以及您检查相关的医疗记录及影像、化验等结果。

(5)确保有护送能力的成人陪伴,尤其行无痛苦胃镜检查者,检查后是不允许骑车或驾车的。

三、做胃镜诊治前后的主要事项

(一)检查前

(1)医护人员会告知您不要紧张,做好配合,检查前排尿排便,并询问您的用药情况。

(2)摘除眼镜(隐形眼镜)及义齿。护士或实习医生会把您送至检查床上,口服或咽部喷洒麻醉药品,防止插镜时咳嗽,减轻恶心,并帮您摆好舒适正确的体位,带上口垫,静待检查。

(3)需行麻醉或输液、监测及相关治疗者,护士将会安排输液、监测、吸氧、吸引及治疗的相应设施。

(二)检查时

(1)内镜医生会轻柔地将胃镜通过口垫送至咽部,并嘱您配合吞咽,当镜端插入食管上段时(您可能会有轻度恶心),嘱您要呼气避免因憋气而不能耐受检查,并将头部低下,避免口腔分泌物呛咳和误吸。

(2)平稳呼吸、分散注意力,不要过多思虑,并有时会嘱您暂时憋气配合诊治,并会不断鼓励您配合完成检查。

(3)在您的平稳配合下,内镜医师会尽快准确完成检查和相应治疗。

(4)若实施静脉麻醉,以上过程您将不会感受,仅是诊治完成后,您将逐步苏醒。

(三)检查后

(1)您会被送到休息区(麻醉患者会到复苏室),观察片刻或复苏监测;

(2)非麻醉患者如无特殊不适,护士会告知1h内不要进食水,不要剧烈呕咳,待咽部麻木感消失后即可正常进餐和饮水或服药。

(3)咽部轻度不适或稍许疼痛以及腹胀排气,这些都是正常的反应。

(4)若您进行了治疗,需要留院观察,遵从医嘱。

四、存在什么风险?

胃镜检查虽然简单但毕竟是有创检查，尤其是内镜下的治疗还是存在一定风险的，但只要在密切监测下，您镇静自若地配合，还是完全可以避免或补救治疗的。

(1)必须在监测下完成的内镜诊治，一定要做好监测及准备意外情况发生后的抢救措施。如：心律失常的加重，或心脏骤停(极少发生)等。

(2)消化道的穿孔、撕裂或出血等，可在严密监测下行内镜止血及穿孔部位的修补或外科手术治疗(微创或传统手术)。

(3)如您出现下列情况一定立即告知医生：剧烈疼痛、频繁呕吐、呕血或便血、寒战、高热。

(4)静脉输液的部位2天后还红肿或疼痛，或许您可能用药后出现恶心呕吐、皮疹、口干、头晕、颜面潮红等，您可以告知医生，但这些情况发生的概率很小。

索　引

编 后 语

在本书将要完成的时候,我们要说上几句肺腑之言。希望该书对于消化内镜入门的同道们有所裨益。千里之行,始于足下,只有坚实的根基,才能建起雄伟的大厦,只有夯实内镜的基本理论、知识、技术,才能举一反三,运用自如,才能使内镜诊疗技术不断提高。对于内镜技术娴熟颇有建树的同道,要更加充分地展现才能,不断创新,努力创造内镜诊治的辉煌,更好地为患者解除消化道的病痛。但重要的是不要把消化内镜技术视为单一的消化疾病的诊治技术,而是要在整合医学理念的指导下,完成它的诊治过程,要视人体为统一体,要把消化内镜技术融入整体医学之中,我们要做医者,而不做匠人。

内镜技术是为患者服务的,因此就要遵从人类要快乐,而不要痛苦的自然属性,以及充分考虑诊疗后果和价值的社会属性,这要求我们去努力实现内镜技术人性化:即对内镜设施设计的人性化;对内镜各级人员的合理分工;对广大患者服务的人性化,实现患者利益最大化就是人性化。这是内镜技术本身的需求,也是内镜医务工作者的需求。

为此,我们对内镜中心的设施设计就要根据人的行为习惯、生理结构、心理状况、思维方式等,实现设计的优化,营造方便舒适的气氛,满足患者的心理、生理要求。而对于工作人员的管理也要体现人性化要求,充分发挥人的潜能。为实现人性化的服务我们就要有良好的环境、精良的设备、高超的技术、严格的管理、全面的合作、广泛的交流,用积累的经验培训年轻的医技人员等等。而我们的学科带头人不仅要一花独放,更要百花争艳,做到桃李满天下。

同道们!让我们携起手来,努力实现这一崇高的目标。我们最大的快乐和收获就是希望读者在获取内镜基本理论、知识技术的同时,对整合医学更有深深的感悟和升华,要青出于蓝而胜于蓝!

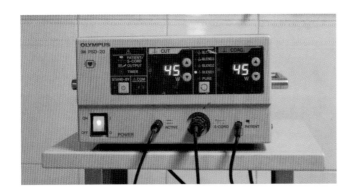

图2-3-9b　高频电刀

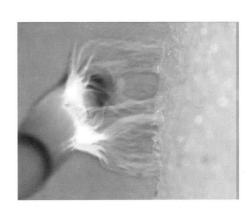

图2-3-24a　实际APC

	HX-610-090	HX-610-135	HX-610-090L	HX-610-090S	HX-610-090SC	HX-610-135S
夹子的形状及角度	90°	135°	90°	90°	90°	135°
关节部的长度	标准	标准	长	短	短	短
包装盒颜色	黄色	粉红	蓝色	白色	粉/白/黄	绿色
夹子数量/盒	50	50	50	50	24	50

适用范围	软性病变止血	硬性病变止血
HX-610-090		
		HX-610-135
	HX-610-090L	
HX-610-090S		
HX-610-090SC		HX-610-135S

图2-3-15　钛夹

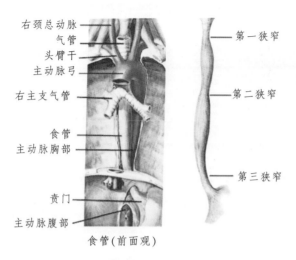

右颈总动脉
气管
头臂干
主动脉弓
右主支气管
食管
主动脉胸部
贲门
主动脉腹部
食管(前面观)

第一狭窄
第二狭窄
第三狭窄

图4-3-1　食管三个狭窄解剖图

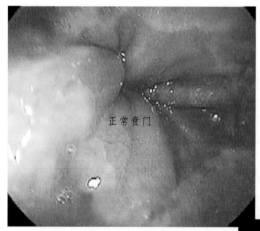

正常贲门

图4-3-2　Z线

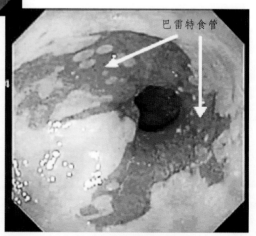

巴雷特食管

图4-3-9　巴雷特食管

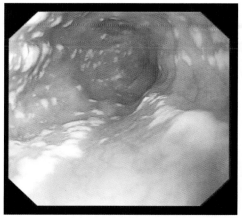

图4-3-10　霉菌性食管炎

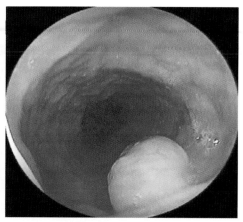

图4-3-11　食管平滑肌瘤

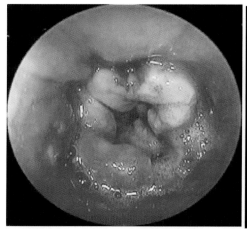

图4-3-12　食管癌

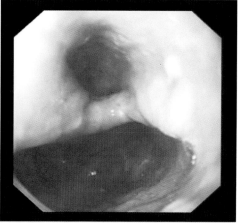

图4-3-13　咽食管憩室

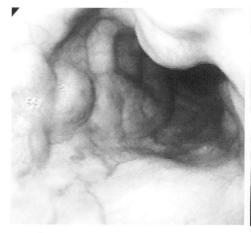

图4-3-14　食管静脉曲张

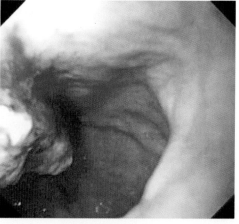

图4-3-15　贲门撕裂

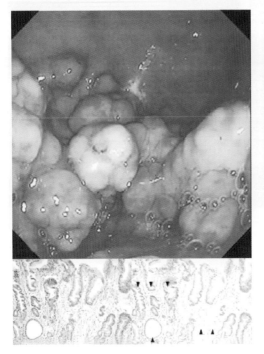

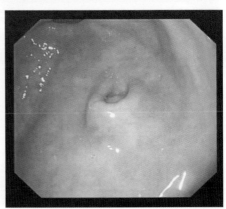

图4-3-17a　异位胰腺

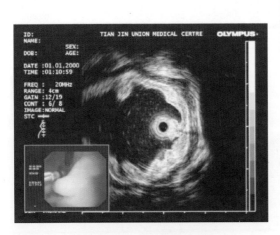

图4-3-16　巨大肥厚性胃炎

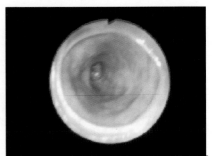

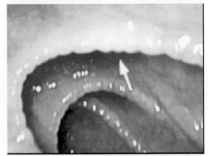

图4-3-17b　异位胰腺EUS

图4-3-18　乳糜泻

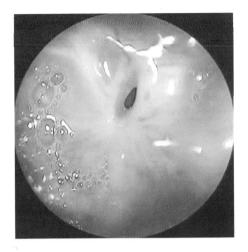

图5-1-1　良性食管狭窄

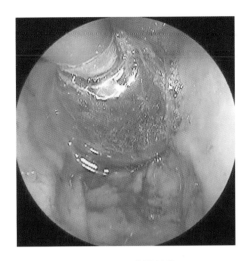

图5-1-2　球囊扩张

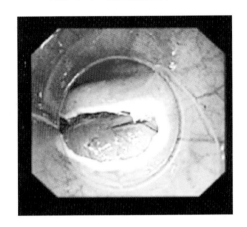

图5-2-2a　建立黏膜下隧道

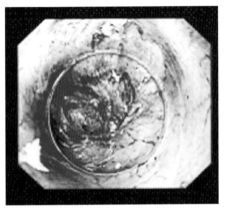

图5-2-2b　环形肌切开

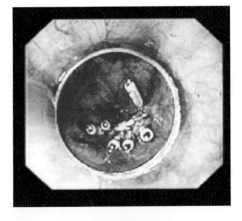

图5-2-2c　关闭黏膜层切口

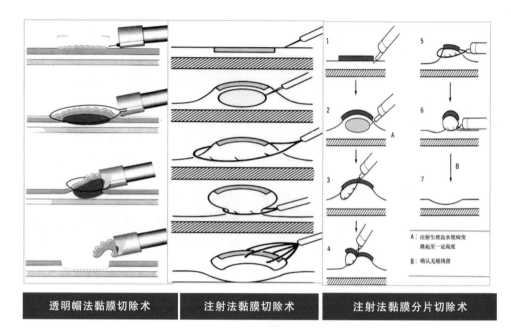

| 透明帽法黏膜切除术 | 注射法黏膜切除术 | 注射法黏膜分片切除术 |

图5-5-1　EMR分类

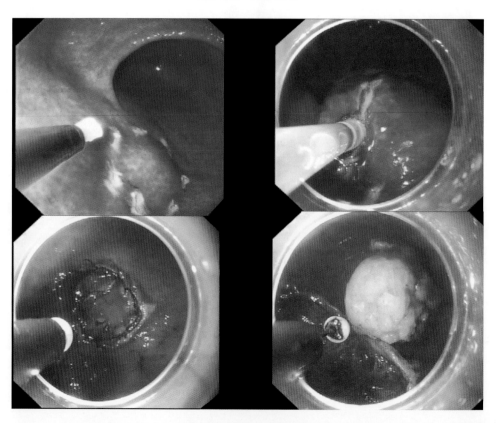

图5-5-2　ESD切除过程

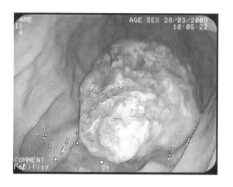

图5-6-2 胃石

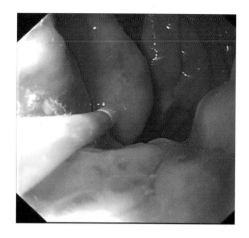

图5-7-3 胃底曲张静脉组织胶注射

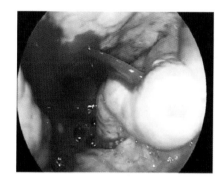

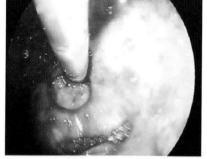

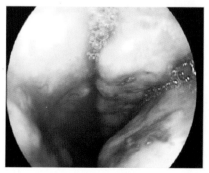

图5-7-2 食管静脉曲张硬化剂注射治疗

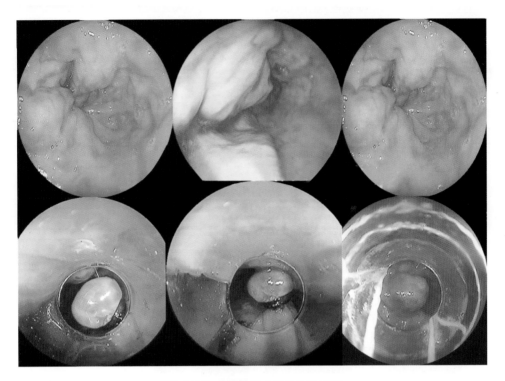

图5-7-4 食管静脉曲张的套扎治疗

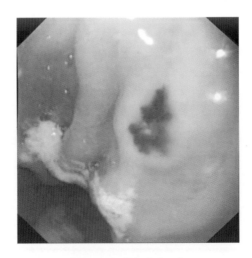

图5-7-5 Dieulafoy病

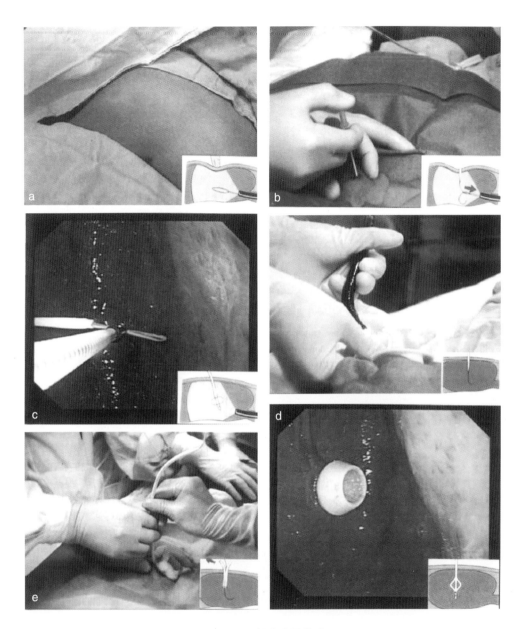

图5-8-2　拉线式置管法

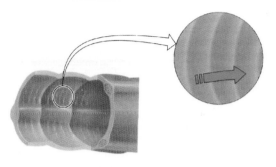

图7-2-14　弧形皱襞

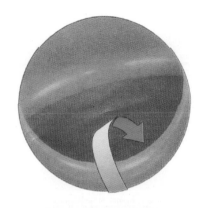

图7-2-15　闸门样皱襞

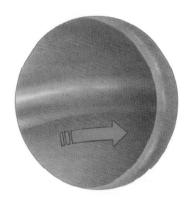

图7-2-16　纵行皱襞

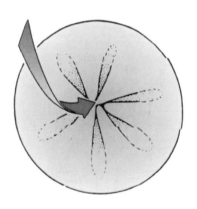

图7-2-17　花瓣状皱襞

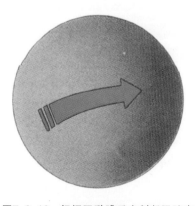

图7-2-18　根据肠黏膜反光判断肠腔走向

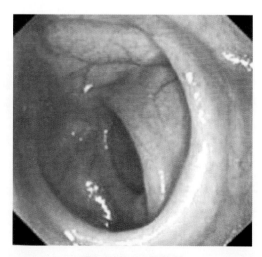

图7-3-3　乙状结肠

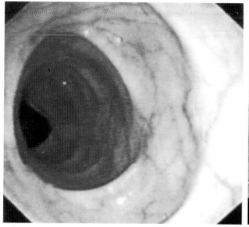

图7-3-4 降结肠

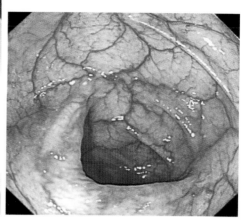

图7-3-5 脾曲

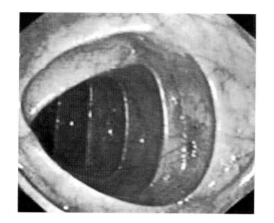

图7-3-6 横结肠

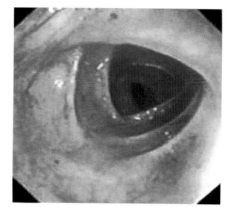

图7-3-15 升结肠

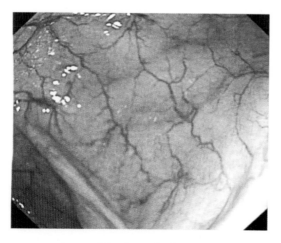

图7-3-7 肝曲

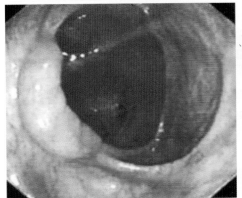

图7-3-16 盲肠

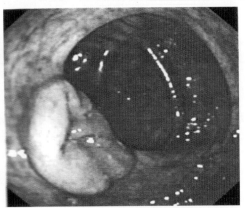

图7-3-17 回盲瓣

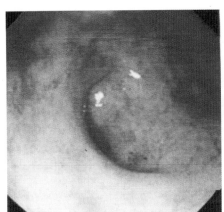

图7-3-18 阑尾开口

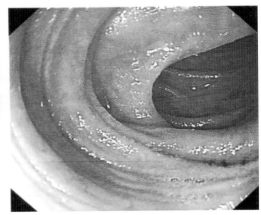

图7-3-21 末端回肠

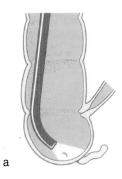

a

b

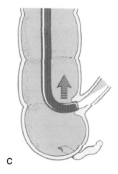

c

图7-3-19 定位回盲瓣开口